时医新知

新时代中医学博士的医学心悟

郎睿　丁珮　著

世界图书出版公司

北京·广州·上海·西安

图书在版编目（CIP）数据

时医新知 : 新时代中医学博士的医学心悟 / 郎睿,
丁珮著. -- 北京 : 世界图书出版有限公司北京分公司,
2024. 10. -- ISBN 978-7-5232-1649-1

Ⅰ. R2

中国国家版本馆 CIP 数据核字第2024BX0709号

书　　名	时医新知：新时代中医学博士的医学心悟
	SHI YI XINZHI
著　　者	郎　睿　丁　珮
责任编辑	程　曦
出版发行	世界图书出版有限公司北京分公司
地　　址	北京市东城区朝内大街137号
邮　　编	100010
电　　话	010-64038355（发行）　　64033507（总编室）
网　　址	http://www.wpcbj.com.cn
邮　　箱	wpcbjst@vip.163.com
销　　售	新华书店
印　　刷	北京建宏印刷有限公司
开　　本	710mm×1000mm　1/16
印　　张	12.25
字　　数	136千字
版　　次	2024年10月第1版
印　　次	2024年10月第1次印刷
国际书号	ISBN 978-7-5232-1649-1
定　　价	68.00元

目录

序

　　时光荏苒，岁月如梭，自我报考北京中医药大学，走上中华医学传承之路，已近廿年。少时成长于民间草医之家，亲属长辈中既有民间中医，也有基层西医。在民间和基层，中医药技术在某些疾病的治疗上确有独特的疗效和魅力。耳濡目染之下，少时便对医学产生了浓厚兴趣，也深感祖国医学之伟大神奇。高中毕业后，在家人的支持和鼓励下，我毅然报考了北京中医药大学。本科毕业后，于北京中医药大学、中国中医科学院继续深造，先后获中医内科学硕士和博士学位。

　　学医之路上，既有对中医的"铁杆"热忱，又有对中医"西化"的担忧，也曾念想"为侠医济世游五湖四海，施岐黄圣术救世间苦难"。在学期间，承袭了"目诊""甲诊"等民间中医望诊法，并对传统医学诊法中的"脉诊"和"舌诊"进行了深入研究，逐渐形成了"多诊合参"的立体化中医诊病模式。基于自幼对中草药的亲近感，在系统学习了中药学、方剂学、中药药理学等理论知识后，在家人和师长的鼓励下，开始了对亲友和病患迄今十余年来的医学实践。

博闻强识，方可为良医。从成为医师的第一天起，我们便不仅要接触传统医学，还需要具备丰富的现代医学知识。在现代医疗环境的背景下，西医学的理论知识已然成了医学界的通用语，是医疗表述的基础。如果不了解西医学，你甚至无法独立完成一份病历，更不用谈患者的诊疗了。同样，用于研究中医学的科研方法也源自西医学。在医学实践的过程中，我们也观察到了一些传统医学的局限性，以及在急危重症上现代医学的优势所在。深入学习现代医学能够帮助我们从不同角度更为全面地了解疾病的本质和机体的状态。当今时代是中西医不断融合发展、演化创新的时代，深入学习现代医学与发扬传统医学并不冲突，作为新时代的中医传承者应当中西会通。

医学的学习是一个循序渐进的过程，也是一个由点到面再到立体化认知的过程。在从硕士生到博士生、从学生到医生的阶段，有幸跟随中医名家赵进喜、黄尧洲、余仁欢及国医大师翁维良学习了内分泌代谢病、肾脏疾病、皮肤病和心血管疾病等多系统疾病的中医诊疗。在对各系统疾病从学习到实践的过程中，逐渐被启迪了整体观和立体化的医学思维，并将传统医学的诊疗方式与现代医学的诊治方法不断融合，秉承着"先中后西""中西并重"的医学理念，逐步形成了中西医一体化的临床诊疗模式。

感恩这一路上，父母、师长和亲友的不懈支持、指导、鼓励与帮助！感谢本书的合著者丁珮女士对本书的贡献，尤其在现代医学和传统医学认识方面，提供了宝贵的见解和意见。在本书中，希望将近廿年在医学之路上的点滴心得和感悟整理、分享给读者，其中既有一些宏观上对生命、疾病和医学的整体认知，也有一些在各系统疾病诊疗中的思路、心得和体会。希望能以这些尚未成熟的观点和认知，启迪读者，为传统医学和现代医学的融合创新，为中华民族新医学体系的建立贡献绵薄之力！

郎睿

2024年2月15日

前　言

　　笔者从医近廿年，将自己在医学之路上的一些心得感悟进行了凝练，就是呈现于您面前的这本书。书的主要内容包括了宏观上对生命、疾病和医学的认识，对自然环境和社会环境变化导致疾病的思考，对传统医学与现代医学异同的辨析，从新的角度认识医学（医学的"时空观"和新释"精气"学说），等等，也包括对肾脏疾病、心脑血管疾病、自身免疫相关疾病、代谢性疾病的一些诊治体会，还有从中医学中"正邪"关系、"标本缓急"和"多维论治"等角度诊疗疾病的一些思考和分析，以及一些对日常生活中的饮食调养和嗜好忌宜的探讨。

　　本书中的大部分内容均用日常用语进行编写，对一些难以理解的概念，多采用类比方式进行释义，不但适用于医学专业人士，同样适合对医学感兴趣的非医学专业读者阅读。书中的许多观点可能尚未成熟，仍存在诸多纰漏，希望各界同仁、同道多多批评指正！

郎睿

2024年8月

上 篇

理论基础

第一章
生命、病因与医学

一、建立良好的生命观

医学是一门什么样的学科？

首先，医学的研究对象是生命体，对于人类而言即是人体。

医学的目的是修正和调整生命体的异常状态，使之恢复正常的生理功能和形态，即健康状态。

医学的基础是对生命体的认知，包括生理正常状态和各种异常状态，即健康状态和疾病状态。

医学对生命体的干预是建立在对生命体正常、异常状态认知上的各种科学技术手段的应用。

医学的实质是对生命的认知和调节，其目标在于延长生命体的生存时间以及减少异常状态带来的不良影响，即延长寿命和减少病痛。

那么，想要了解医学、学习医学，我们首先要了解生命体、人体的一些重要特征。

在自然界中，时间是生命体生存长度的计量单位，无法逆转。在时间的长河中，自然界的生命体都要经历由生到死的生命过程，无一例外，人类亦然。对于人类来说，"生、老、病、死"（也称为"生、壮、异、灭"）是人类作为生命体必经的生命历程：一个人从受精卵阶段开始获得生命，出生并成长；到达一定年龄后，人体逐渐衰老；在从获得生命到成长、衰老的过程中，人体逐渐出现生理功能和机体形态的异常，也就是疾病状态；最终，生命将面临死亡。可以认为，从获得生命开始，以上的生命过程便是人类注定的历程，其结局无法改变。无论作为医者还是患者，都应该对生命的整体过程有清晰的认识，理解死亡是无法避免的，任何人都无法改变人类"生、老、病、死"的整体生命过程。

病为人身之病，人为伴病而生之人，生老病死犹如四季更替、草木枯荣，无可违逆。

在从事医疗工作的这些年里，我见证了太多的生老病死和人情冷暖。虽然大多数人能够认识到疾病和死亡是生命的正常历程，但还是有一部分人不能理解。我们仍然常常听到"我花钱了，为什么病治不好？""都到医院了，怎么病人还是死了？""这病怎么越治越重？"这部分人仍然没有对正常的生命过程形成认知，没有理解疾病和死亡是无法避免的，社会上仍然缺少对生命和医学知识的普及。同时，这部分人也没有理解医生和患者之间的协作关系，而是将这种关系放在了对立面上。

医患之间的矛盾，从实质上来说，是理解偏差和沟通障碍造成的认知角度的矛盾，是一种患者对医者和疾病之间的错误定位而产生的矛盾，而不是本质和立场上的矛盾。实际上，医生和患者都以对抗疾病为目标。医生与患者之间应是共同协作，与疾病斗争的战友关系，而不是相互对立的关系。医生与患者共同的对立面应该是疾病。我们应该认识到，绝大多数医生都是以患者的健康获益为出发点。"德不近佛者不可为医"，可能在行医的道路上会有或多或少的失误和偏差，但原则上做出的都是尽可能有益于患者的医疗行为，即《医学伦理学》中的"不伤害原则"。希望这个社会能给予患者更多的关怀，也给医者更多的宽容。

不过，我们也不用太悲观，"结果"固然重要，但我们也不能忽略"过程"。虽然生命的结局我们无法改变，但我们可以让生命的过程更加长远、丰富和精彩，尽力延伸生命的长度，拓展生命的宽度，充实生命的密度。医学，正是为人类生命过程服务的重要科学。医学的意义和作为医生的追求应当在于延长机体的生存时间，让疾病少来一些、晚来一些，尽可能去修正和调整人体的异常状态，提高患者的生存质量和舒适度。

在生活中，我们都在追求舒适的生活、愉快的工作、精彩的人生，我们都希望以积极向上的乐观态度去生活。既然"生、老、病、死"无可避免，当我们面对疾病时，也应当保持一种积极乐观的态度。从某种角度来看，疾病也是生活的一部分。当疾病到来时，有些人选择积极面对，相反，有些人选择了放弃。当然，无论是哪种选择都没有对错可言。生命，总是值得敬畏的。我们应当尊重每一个人，尊重每个人的选择。人的生命中应该有正确的信仰，信仰会使人的思想更加充实，让人生的方向更为清晰。一个崇尚善良和正义的信仰会让人拥有乐观、积极向上的人生态度。

生命中的这些难题无法避免，亦无法逃避，该面对的终究还是要去面对。当我们遇到生活中的难题时，积极面对总比消极逃避要好得多。积极地面对疾病往往会有更好的结果，积极地干预能够增加疾病治愈和得到控制的概率，提高生存质量。死亡也许并不可怕，但可怕的是没有尊严的死去。医学是人类为了生命得到更好延续而做出的努力，为了更好地生存下去所付出的努力也许就是生命的尊严之所在。每个人的生命中都会有一些遗憾，而没有努力去面对或许也是一种遗憾。

"生、老、病、死"是每个人必经的生命过程，有生就有死，有开始便有结束，有结束才会有新的开始。从人类整体的生命历程来看，人类的繁衍也是一种新的开始，由新一代生命体的诞生来不断延续上一代人的生命，生生不息。一代又一代的人在不断地延续着人类的生命和文明，一代人未尽的理想和事业，将由后人继承，便少有遗憾了。

二、疾病的成因

疾病是人类生命过程中必经的阶段，但其发生、发展仍然受到某些因素的影响，因此疾病也是人体在生存状态下一种因果关系的具体体现。其中，导致疾病发生的原因即是病因。病因不仅是疾病的引发要素，也是导致疾病持续进展的影响因素。当面对疾病这一生命难题时，我们应当去思考疾病的形成原因，即病因。只有清楚了病因，才有可能从源头上解决疾病，控制疾病的进展。

在现代医学中，大多数疾病的病因和病理机制尚不完全明确，这让我们对病因的系统学习和认知似乎有些难以入手。而传统医学从古代便对疾病的病因进行着不断的探索和总结。从中医学的文献典籍中可以发现，古代医家已经对疾病的成因进行了探索、推测和系统的归纳总结。其中最具代表性的是宋代陈无择在《黄帝内经》《金匮要略》基础上提出的"三因学说"，即将引发疾病的原因分为内因、外因、不内外因。"内因"包括内伤七情：喜、怒、忧、思、悲、恐、惊；"外因"包括外感六淫：风、寒、暑、湿、燥、火；"不内外因"包括饮食饥饱、叫呼伤气，以及虎、狼、毒虫、金疮等。由此，中医学开启了"审证求因"的辨治模式。

那么，以"三因学说"为基础，用现代的思维来思考，疾病的成因应该包括哪些方面？哪些方面的改变会导致疾病的发生？

第一，古时的外感性疾病，大部分近似于现代医学所说的感染性疾病。感染性疾病的发生与机体的免疫力和致病病原体有关。所以，"外因"致病也可以理解成在机体整体体质和免疫力低下的条件下，感染了环境中的致病病原体而发病。这些致病的病原体在古时遵循一定的气候和环境条件，这也近似于现代感染性疾病的季节性传播特点。从"外感六淫"这一病因上来看，致病的要素有两点，一是机体自身体质与免疫力低下，二是致病病原体感染。

第二，"内因"即"内伤七情"，这一点相对更容易理解，也就是现代所说的精神心理方面的致病因素，包括了精神压力、不良情绪以及情绪的过度偏激等。这些精神心理方面的不良情况导致了中医学中所说的"情志失调"，进而诱发疾病。

第三，"不内外因"，这一概念包括了很多的内容，相对较难理解。我们将其中的内容进行归类和分析，具体总结为以下六方面。

一、饮食不节。在饮食方面不注意节制，没有节律，过食肥甘厚味、辛辣、生冷、油腻等食物，以及在饮水、进食上没有时间规律。其中也包括了过度吸烟和饮酒。

二、起居失常。生活规律错乱，熬夜、睡懒觉（晚上不睡、早晨不起），以致机体正常的生物节律紊乱。其中也包括了劳作规律失常，即缺乏运动，以致机体肌肉组织等方面逐渐退化，加速衰老。

三、劳欲过度。各种欲望过于强烈，包括过度贪图金钱、名利等物质追求和精神追求，以及食欲、性欲等生理欲望过于强烈，从而导致了心理和身体两方面的负担沉重，脑力、体力损耗严重。

四、久病不愈。在亚健康状态，或是伴有基础性疾病和慢性疾病的前提下，更易罹患其他疾病，也可以理解为基础性疾病和慢性疾病本身进入了临床期，或伴发相关疾病，或出现并发症和继发疾病。

五、先天禀赋不足，即一些来自先天的遗传性因素，包括体质、遗传易感性和遗传性疾病等。

六、来源于外部的理化伤害，包括外部创伤、毒物损伤、电离辐射、环境污染等。

面对疾病时，无论作为患者或是医生，我们都应该不断思考疾病的成因，并立足于疾病的根源和本质去探究。中医诊断学有一个重要的特点叫"以常达变"，也就是说，要从正常的生理状态理解认知异常的病理状态。既然疾病是一种因果关系的产物，其发生、发展则必然在生命历经的时间过程中有所体现。

那么，在这里有两个时间点值得我们关注：疾病开始时、疾病形成时。这两个时间点，将患病这一生命过程分割为三部分，即疾病前、疾病起、疾病成。那么，疾病前所处的健康状态，也就是机体未患病时所处的正常生理状态，我们可以称为疾病前状态。当然，疾病开始时的状态（疾病起）与疾病形成后的状态（疾病成）之间仍有很长的一段时间间隔，而这段时间中的生活规律、生活习惯等方面的变化，很可能就是引发疾病的重要因素。

以糖脂代谢紊乱（如糖尿病）为例，患者患病后首先出现的是血糖水平的升高，并逐渐影响到以甘油三酯为主的血脂代谢，进而导致以糖脂为代表的能量代谢紊乱。糖尿病以中年发病居多，相对于青年时代，患者在血糖和血脂水平上出现了异常，身体的状态和机能也发生了一系列的变化，例如超重和肥胖、肌肉组织变得疏松、体力和耐力下降，等等。在产生这一系列身体机能变化的过程中，患者还存在高糖、多油、高能量饮食，体力劳动和运动时间明显减少，以及吸烟、喝酒等不良嗜好增加等生活方式的改变。当然，对于不同的病例，可能还有一些其他的原因。但我们依然可以认为，这些生活方式的改变可能造成了身体机能的变化，并使身体机能逐渐向异常化发展，进而导致了疾病的产生。从糖脂代谢紊乱的标准化治疗方案来看，饮食控制、加强运动等生活方式的调整能够有效控制病情。所以，从疾病前的健康状态发展到疾病状态的进程中，生活方式的改变与疾病的发生有着密切的联系。在这些改变的生活方式中，可能存在着导致疾病发生的重要因素。

作为医者，当我们面对疾病时，我们首先要认识到这一疾病状态的特征，进一步辨识出疾病和疾病前状态存在的差异，并对导致这些差异的原因进行分析。我们不但要认识到机体疾病状态与疾病前状态的差异，还应当认识到患者的生活方式、规律、习惯等方面的差异，并将生活中发生的变化与机体状态的异常相联系，以明确疾病与这些生活中的变化是否存在相关性，即这些变化是否为导致疾病发生、发展的因素之一。

人体作为不断进化、完善运行的生命体，具有强大的代偿能力，对于单独的致病因素，多数情况下都能够通过自身机能的补偿逐渐适应并抵消其不良影响。大多数情况下，疾病的发生是多种因素共同导致的结果。我们在辨识的过程中不能以偏概全，不能过度强调某一致病因素，而应该更加具体地分析。在对疾病的干预上，对疾病的部分成因进行分析和调整，则会更有利于疾病的治疗和控制。

三、疾病的调治原则

既然我们已经对疾病的形成原因有了一定程度的认识，那么，当我们面对疾病时，应该怎样去做？需要做些什么呢？我们应该从两方面思考问题：一方面，我们应该如何自救；另一方面，我们应该如何求救。所谓"自救"，即是通过自身的调节来治疗疾病和控制疾病的发展；而"求救"，则是借助外部的力量进行干预，多数情况是各种形式的"求医问药"。

人类经过了数万年的进化，在进化的过程中，机体不断自我完善，并将优良、完整的遗传信息通过基因不断传递下来。人体伴随着进化的历程，形成了一套非常精密的自主运行系统。时至今日，人体中存在着完整、完善的生命运行系统和自调节系统。人体出现异常状态，即疾病状态，也就是自调节系统功能紊乱，进而导致的生命运行系统异常。所以，我们对疾病状态的干预，也可以认为是对机体自调节系统的调整。

从自身调节的角度来看，病来"三分治、七分养"，可见自身调养对疾病的康复和控制具有重要的作用。其实，早在春秋时期的《黄帝内经》中就有关于调养原则的论述："虚邪贼风，避之有时，恬淡虚无，真气从之，精神内守，病安从来。"调养，主要指的是对不健康生活方式的调整，以及对不良生活习惯的改变。从前面所说的疾病"三因"的具体内容来看，我们在调养中应当注意以下四点。

一、建立良好的饮食习惯。在饮食上要有节律、有节制、有规划，注意营养均衡，不要过度偏食，也应注意减少刺激性食物和生冷等难消化食物的摄入，戒烟限酒。

二、保持良好的生活习惯。劳逸结合，减少熬夜，保证睡眠。坚持运动，制订科学的运动计划，减少肌肉组织的退化，延缓衰老，增强体质和免疫力。

三、保持良好的心态、学会自我心理调节。保持乐观向上的心态，"奋斗"的同时也要学会"知足"，锻炼心理承受能力，学会调整心态，可通过爱好、运动等活动排解不良情绪。

四、注意回避病原体、环境污染等外界侵害，如各类流行病毒、雾霾、电离辐射、甲醛等，注意个人卫生和自我防护。

以上这些就是我们常说的"趋利避害"和"趋吉避凶"。

说完"调"，下面我们来说"治"。

治疗，即是通过来自机体外部的方式、方法来调整和修复机体的自调节系统。在我国，目前疾病的主要治疗方式分为现代医学和传统医学两部分，以西医学和中医学为代表。在疾病的治疗上，传统医学和现代医学都有各自的优势和特色，两种医学体系虽然在对生命的认知角度上存在一定程度的差异，但是其本质和目标是一致的。总的来说，西医学具有客观、微观、直接的特点，相对的，中医学则以主观、宏观、间接为特点。

具体来说，西医学讲求从客观实际出发，善于从微观角度观察和认识疾病、诊治疾病，以明确的生理、病理机制为基础，进行"点对点"的直接干预，具有明确、直接的作用特点。相应地，中医学更加重视对疾病的主观判断，并将主观意识和客观实际相结合，以指导疾病的诊治。同时，中医学更加重视从宏观层面对机体进行干预，也就是中医学所说的"整体观"。中医学对机体的干预实质上是从"阴、阳、气、血"等方面对机体整体进行调整和干预，以恢复脏腑和机体整体的"阴阳"平衡，即自调节系统的平衡。从这个层面上来看，中医学对机体的干预是从整体到局部的过程，相对西医学表现出了间接性特点。

从西医学和中医学对机体和疾病的干预特点上，我们不妨用数学中的计算来进行类比，以便更好地理解西医学和中医学的特征。在对机体各系统、各脏器的干预上，西医学在做"加减法"。

举例来说，在感染性疾病的治疗上，西医学多应用抗生素消除和减少病原体。在肾病综合征、系统性红斑狼疮、类风湿性关节炎等自身免疫功能紊乱性疾病的治疗上，多应用激素和免疫抑制剂来抑制免疫系统，消除和减少炎症损害。在肿瘤的治疗上，采用外科手术切除、放疗、化疗或分子靶向治疗和生物制剂等方式去除瘤体、抑制增殖。在血糖、血脂、血压的控制，以及血栓性疾病的治疗方面，也都体现出了减少、抑制、控制的"减法"思想和原则。而在对脏器衰竭治疗上，则采用替代和脏器移植的"加法"方式，如肾衰竭后的透析、肾移植疗法。在对1型糖尿病患者胰岛功能衰竭的治疗上，直接采用外源性补充胰岛素的方法来控制血糖，相当于对已经缺少的器官功能做"加法"。

中医学除了有像西医学一样对人体正常生理功能和自调节系统直接抑制或加强的"加减法"特点外，更有一些"乘除法"的特征。中医的治疗方式，实质上是基于人体正常生理功能和自调节系统上的强化或弱化，类似于对各系统自身功能和调节机能的放大或缩小，即"乘除法"。从某种意义上来说，中医药不能脱离机体的正常生理功能和自调节系统而单独发挥作用。

举例来说，在外感疾病，也就是感染性疾病的治疗中，中医学以"扶正祛邪"为基本原则，通过"扶正"作用于人体自身的免疫系统，来增强人体的免疫力，加速人体自身抵抗感染的这一"祛邪"过程，其实质是加速机体自身对病原体的消除过程，是以自身免疫力为基础的加速、放大过程，在做"加法"的同时，也类似于做"乘法"。在对消渴病，也就是糖尿病的治疗方式中，应用清热法治疗代谢旺盛的糖尿病患者，即通过降低机体的代谢速率来减慢糖原的分解，进而降低血糖水平，减缓血糖升高。这种建立在正常代谢机制上的调节方式，在做"减法"的同时，更类似于做"除法"。在对症瘕积聚类疾病，也就是肿瘤的治疗上，中医学仍以"扶正祛邪"作为基本的治疗原则，"扶正"即是通过强化人体自身的免疫力，提高并放大肿瘤监视和清除系统的功能来抵抗肿瘤的发展和扩散。在"祛邪"的方式中，部分药物可以通过降低肿瘤本身的代谢速率和生长速度以减缓肿瘤的生长，延缓肿瘤的发展和转移。这也是中医学做"乘除法"的部分体现。

在疾病的治疗中，也许有些人会对中医药的疗效有一些疑惑。为什么同样的疾病，别人的疗效很好，而自己却不明显呢？实际上，中医药的疗效受个体差异的影响很大，比如相同的疾病，年轻人新陈代谢旺盛，相对老年人和儿童需要用更大的药量，而老年人各器官功能衰退，儿童各脏器的功能尚未完善，机体对药物的代谢速率相对较慢，所以相对年轻人药量要减少，即"能毒者以厚药，不胜毒者以薄药"。同样，体质强弱和对药物敏感性的差异也会对药效产生一定影响。简而言之，虽然对同一疾病应用了近似的药物和方剂治疗，但由于个体差异导致机体机能和自调节能力的"乘除"系数各有不同。有些人是乘2，而有些人只乘了1.5；有些人是除4，有些人则是除2，故而在相同治疗时间上获得的疗效也存在一定差异。

作为医者，我们要学会量体裁衣，全面分析患者的情况，探索药物的量效关系和不同个体对不同药物的敏感性，形成个体化、精准化的诊疗方案，并在复诊中针对各方面变化不断调整治疗方案。作为患者，要有耐心，不要心急，疾病的治疗是一个漫长的过程，完整解决一个疾病，与解决一个人生难题、完成一个工程项目一样艰巨，需要坚持。只要治疗的方向正确，获得疗效和控制疾病也只是时间问题。从量变到质变的过程也需要一些时间。

从以上西医学、中医学各自的特点来看，西医学的干预方式具有直接、高效、快速的特点和优势。在现代科技和外科技术的支持下，西医学在危、急、重症中的优势更为突出。相对西医学，中医学在疾病的干预上具有整体、间接的特点。中医学对机体的干预需要以人体的正常生理功能和自调节系统为基础，在疾病的治疗上多从整体到局部进行全面调节，通过对机体各生理系统和自调节系统的调整与强化来治疗疾病，更加重视对机体整体状态的调控。在慢性疾病的防治上，中医学独具特色，疗效更优。

《黄帝内经》有云："上医治国，中医治人，下医治病。""下医治病"是说一般的医生只治疗患者的疾病，没有对患者本身进行深入了解和全面干预。而往上一个层次的"中医治人"，则是说在治疗疾病的同时，也要考虑到患者本身的整体情况，包括我们所说的一些在生活规律、生活习惯、精神状态等方面的致病因素，进而从整体上制订全面的调养、治疗方案。当我们面对疾病时，首先应该了解清楚这是什么样的疾病，进而探究疾病的成因。当明确了病因后，则要对应制订调养和治疗的计划。

在治疗疾病的过程中，很多人也存在一些困惑。"是药三分毒"，药物的毒副作用可能导致一些不良反应和并发症，带来新的问题。凡事我们应该辩证地、一分为二地看问题，在获得疗效的同时，也必然要承担一定的风险。风险和获益永远是相伴共存的。作为医者，我们所需要做的是在遵从"不伤害原则"的基础上，努力避免这些副作用和不良反应。而作为患者，需要思考的是"两害相权取其轻"，在了解风险和获益的基础上，作出明智的选择，在充分了解中医、西医各自的优势病种和治疗方法的基础上，权衡利弊，选择更好的治疗方式，以期获得最好的结果。

第二章
古今环境差异与疾病

一、疾病与人类的"进化"

伴随着悠长的历史岁月，人类从远古生命体逐步进化为现今的人类。我们虽然尚不完全清楚我们的祖先是怎样的存在，在远古时期是何种面貌，但不可否认的是，伴随着历史的变迁和环境的变化，人类自身在不断地进化，以适应外界的变化。"物竞天择，适者生存"是大自然中生命体优胜劣汰的自然规律。《物种起源》中曾经指出，只有生命体不断进化，逐步适应生存环境，才能得以生存，不被淘汰。人类也正是历经了无数次的进化，才逐渐演变成为现今的人类——高等灵长类动物，成为当今世界的主宰。

在古代，自然环境的考验主要体现在气候变化、食物来源、居住条件、卫生条件等方面，这些因素不断对生物群体进行筛选。在生物群体中，体质弱、适应性弱的个体不断被剔除，而体质强、适应性强的个体则被保留下来。这些幸存的个体所具有的不断自我优化和完善的能力，体现了生命体的进化，人类亦然。通过这些自然筛选，人类不断进化，人类的遗传物质，即现代科学所说的基因，为我们保留了这些进化的成果。

伴随着人类的进化历程，越来越多的优秀遗传物质被保留下来，这些优良的遗传物质能够让人类的后代对环境获得更强的适应性。人类的遗传物质在进化的过程中不断被优化、传承。通过这些世代的优化，人类完成了一次又一次的进化。这些人类的遗传物质，也可以被认为是人类进化内容的记录和存储。

"生、老、病、死"是人类作为生命体必经的生命过程。将要被淘汰的生命个体逐渐出现的异常状态，也就是我们现在所说的"病"态。一部分疾病可以被认为，是人类在进化过程中，部分个体不能适应环境变化出现的淘汰现象。

伴随着人类社会的整体"进化"，人类文明也随之建立了起来，人类获得了"智慧"，即认识世界、改变世界的能力，这也是人类进化的结果之一。由此，在人类文明的基础上，为了调整生命体的异常状态，符合延长生命、减少病痛的意志而衍生出了医学。也可以认为，医学的出现是为了减少异常状态对生命体的影响，并增强生命体对环境的适应性，是一种对人类进化的补充。从这一角度来看，医学也可以被认为是对进化"失败"的弥补措施，或对进化的一种协助手段，即改善"异化"、帮助"进化"。

在自然环境恶劣的古代，人类的病死率很高。大约在两千年以前，人类的平均寿命只有20岁左右。伴随着时代发展和社会进步，人类"智慧"使人类逐渐获得了对抗自然环境变化的能力。物质逐渐丰富，饮食、居住等生活困难问题逐渐得以解决。相应地，人类的寿命也变得更长。但是，人类的"智慧"也导致了人类本身"进化"的停滞。

　　近些年来，人类应用"智慧"孕育出的科技手段不断改造世界，应用科技抵御自然环境改变带来的影响，这改变了人类原本的生存和"进化"状态。人类"智慧"的进化逐渐代替了人体本身的进化，从而导致了人体本身进化的停滞，甚至发生了"退化"。同时，人类科技的进步也带来了一系列新的自然和社会环境问题。人体进化能力的停滞和退步，使人体未能及时适应新的自然和社会环境，进而导致了人体内环境紊乱，各种现代疾病不断产生。

二、古今环境变化与疾病

　　古代的自然环境、社会环境与现今自然社会具有较大差异。从远古时代开始，人类不断地进化，从爬行到行走，再到学会使用工具，逐渐开启了人类文明。近代人类文明的巨大发展和变革始于"工业革命"。从18世纪中叶开始，人类社会在"工业革命"的带动下，逐渐以机器取代人力，人类的生产、生活方式发生了巨大的变革，生产力不断发展，物质资料逐渐丰富，逐步解决了人类社会的温饱问题。

　　我们探讨"古今"生存环境特点，应该对这个"古今"的时间段有所限定。结合我国的历史情况，这个界定的时间点设定在现代更为适合。新中国成立以来，我国生产力得到了极大的提高，人民生活条件不断改善，经历了改革开放的大潮后，人民的生活环境也有了翻天覆地的变化。因此，我们所说的"古今"可以认为是现代以前和现代。我们探讨的只是一些典型特征，主要以我国的古今时代和社会特点为主，当然各个时代、各个地域也具有各自的特点，这里我们主要探讨的是共性方面。

古时，人类的生存环境更为艰难，物质的匮乏在日常生活的衣、食、住、行等方面表现得更为突出：人们的温饱问题尚无法解决，居住环境和卫生条件差，人们难以抵御气候的变化，大多数人需承受繁重的体力劳动以维系生计。现今，人类的生存环境得到了极大的改善，科技的进步带动了人类社会的发展，人类生存所需的物质条件逐渐丰富，人们的生活水平不断提高，社会关系纷繁复杂。当今的中国社会，大多数人所面临的已不再是温饱问题，而是营养过剩、环境污染、运动不足、不良情绪的积累、不良的生活方式和习惯，等等。

总而言之，古代和现代人类的生存环境存在着明显的差异，这种差异主要取决于生存所需物质条件的丰富程度，而物质条件的改善也带来了当今社会新的环境和精神问题。

具体来说，古时大多数人吃不饱、居所简陋、冒风雨、耐寒暑、劳作艰辛，病死率高，平均寿命短。古时人们由于物质匮乏，饮食、营养较差，对抗气候变化的手段不足，卫生条件差，体力消耗大，体质弱，免疫力低，因而易患感染性疾病。在多部中医学经典著作中，对于外感疾病和外感相关性疾病均有涉猎。外感疾病和外感相关性疾病是导致死亡的重要原因之一，近似于现代医学所说的感染性疾病导致的死亡。

感染性疾病的发生主要与机体的体质强弱、免疫力水平和致病病原体有关，也就是传统医学所说的"正邪"关系，"正气存内，邪不可干，邪之所凑，其气必虚"。从人类"进化"的角度来看，古时人类的进化方向应是增强机体对自然环境的适应性。从感染性疾病的角度来说，即是通过对自身体质、免疫力等方面的不断完善，对抗病原体的侵袭。人体通过建立完善的免疫系统和防御机制，预防和减少病原体对机体的损害。作为"进化"补充的医学，其改善"异化"、帮助"进化"的作用则表现为减少病原体对机体的损害，并帮助机体强化体质和提高免疫力，以防治病原体感染。因此，在古代中医学典籍文献所记载的治法方药中，无不体现出"扶正祛邪"的治疗准则。

现代社会，伴随着科技的进步和社会制度的变革，我国的生产力得到了空前的发展。物质条件逐渐丰富，生活水平不断提高，吃不饱、衣着单薄、居所简陋、劳作艰辛等问题也演变成了营养过剩、环境污染、脑力劳动过度而运动锻炼不足等。物质的丰富带来了更加繁杂的社会关系和一些生活方式的改变，也带来了各方面的过度压力，随之产生了难以宣泄的不良情绪，吸烟、酗酒等不良嗜好，错乱的饮食、睡眠不规律等不良生活习惯等。虽然从总体水平上来看，现代人的身体素质优于古人，应对自然环境变化的手段更优越，在平均寿命上已经远高于古人，但是生存环境的改变和寿命的延长，同样带来了新的医学问题。

第一，从以青霉素为代表的抗生素问世以来，随着抗细菌、抗真菌、抗病毒等药物的不断研发，人类获得了有效的抗感染手段。生存环境中，消毒杀菌剂的广泛使用也减少了病原体的数量。同时，营养的供给更为充足，人类的体质相对古时更为强健，感染性疾病的致死率较古时已经明显下降。但是，抗生素在某种程度上代替了人体本身的"进化"，可能会弱化人体本身应对感染的能力。而病原体伴随着人类应对手段的丰富而不断进化，耐药菌、超级细菌、变异病毒等不断出现。同时，不良的生活方式、不良嗜好和运动的缺乏，也同样影响着现代人的体质和免疫力，以致现代感染性疾病的治疗难度越来越大。虽然感染性疾病的发病率总体下降，但致病病原体的耐药性、变异性和整体治疗难度却在不断提高。

第二，营养过剩，不均衡的饮食结构，吸烟、酗酒等不良嗜好，过度的精神压力导致的紧张和负面情绪，造成了糖脂代谢紊乱和高血压的发病率显著升高，以高血糖、高血脂、高血压这"三高"为基础的心脑血管疾病频发，心脑血管疾病的死亡率上升至疾病死因构成的首位，也成了现代医学的新挑战。

在饮食结构上，古时大多数人的糖类、脂类、蛋白类等营养物质的摄入水平相对较低，由于物质条件匮乏，精米、精面较少，主食多辅以粗粮，食用油和肉类的摄入也明显低于现代。而今，生产力逐渐发展，物质条件逐渐丰富，人类的饮食结构也发生了极大的变化。

以我国为例，杂交水稻成功解决了百姓的吃饭问题，改革开放以来，人民生活水平不断提高，各类食品极大丰富、应有尽有，饮食成了人们追求物质享受和生活质量的重要部分。在饮食结构上，高糖、高盐、多油、高蛋白饮食逐渐成了餐桌上的主流。而这种丰富的食物供给，在我国仅仅是改革开放以来至今短短40多年所发生的新变化。在科技提高生产力的同时，人类的体力劳动减少、机体耗能减少，糖、脂等营养物质不能被及时消耗而产生堆积则带来了新的健康问题。40多年的时间在人类的进化史上只是沧海一粟，现代人的"进化"尚未完成，人体还不能完全适应这种变化，故而糖脂代谢紊乱的发病率逐年升高。无论在我国还是西方发达国家，这类疾病均呈现出爆发式的增长，我国也一跃成为世界糖尿病患病人数最多的国家。

另一方面，社会的发展带来了更为繁杂的社会关系，现代人每天都需要处理诸多复杂的关系和事务，物质追求、生存压力和社会竞争等带来了繁重的心理和精神压力，并逐渐转化为紧张和负面情绪，影响着现代人的精神神经系统，加之饮食上的多盐、多油和吸烟、酗酒等不良生活习惯，以及缺乏运动和不健康的生活方式等，高血压的发病率也随之升高。据《中国心血管健康与疾病报告2021》显示，我国18岁及以上居民高血压的患病率约为27.5%。现代人尚未完全适应生存环境中物质、精神方面的改变，因而以"三高"为基础的心脑血管疾病逐渐上升为致死率第一的疾病，这也是医学在当今社会中所面临的紧要和疑难问题。

第三，癌症高发。癌症的成因主要包括外环境影响和内环境紊乱两方面。简单来说，外环境影响包括生存环境的污染、气候改变、辐射和化学损伤等，内环境紊乱主要是人体对肿瘤的监视和清除系统功能紊乱。在科技提高生产力的同时，却造成了体力劳动减少，进而体质变弱，加之不良的生活方式、习惯以及不良嗜好等，导致了人体内环境紊乱和对环境的适应能力减弱，进而使得癌症高发。这也是现代人环境适应能力不足的表现，也是科技代替人体"进化"的影响之一。另外，人类寿命总体水平的增长也凸显了癌症高发态势。在更长的生命过程中会出现诸多新的"异化"问题，癌症也是人类"异化"过程中的一部分，是人类"进化"过程中需要完善的环节。因此可以说，癌症也是人类寿命延长所衍生出的新问题之一。

第四，外环境的改变、人体对环境适应能力的不足、内环境的紊乱也导致了免疫相关性疾病的发病率增加，如类风湿性关节炎、肾病综合征、湿疹、银屑病等。同时，繁杂的社会关系所导致的心理和精神压力，也影响着精神神经系统，以致精神心理疾病和功能性疾病高发，如焦虑症、抑郁症、功能性胃肠病等，这些也是人体对社会环境适应能力不足的表现。

可见，古今生存环境的差异主要体现在自然环境和社会环境上，其中，科技发展和生产力进步是导致我国古今社会生存环境变化的主要因素。古代的物质条件匮乏，而现代物质资料丰富，但社会关系纷繁复杂。在古代，外感疾病，即感染性疾病是导致死亡的重要原因。而现今感染性疾病致死率下降，以高血糖、高血脂、高血压这"三高"为基础的心脑血管疾病和癌症则成了现代医学所面临的重要和迫切的问题，这也是人体对自然环境和社会环境适应能力不足、科技代替人体"进化"、人体对环境适应性减弱所致。

三、调养和治疗原则的改变

《黄帝内经》指出"法于阴阳，和于术数，饮食有节，起居有常，不妄作劳，故能形与神俱，而尽终其天年，度百岁乃去"，强调了"调养"对人类寿命的重要性。在古代，环境因素所造成的问题集中在生产力低、物质匮乏，进而导致人类整体营养水平相对较差，同时那时人们对抗气候变化手段不足、卫生条件差，以及体力劳动带来过度消耗，人类整体体质偏弱、免疫力偏低。故古时的调养更侧重于营养状态和衣着居所的改善，并注重休养，减少繁重劳作，避风雨寒暑，等等。

同时，因为无法抵御气候的变化，只有通过提高人体对环境的适应性来减少疾病的发生，即"春捂秋冻"：在炎热的夏季来临之前，通过缓慢减少保暖措施，来提高对即将到来的热环境的适应性；在寒冷的冬季到来之前，通过减缓保暖手段的增加，来提高对即将到来的寒冷环境的适应性。

在治疗原则上，更注重体质和免疫力的提高，以防止感染性疾病的侵袭，即"扶正祛邪"。其中，以中医学的经典医学著作《伤寒杂病论》为代表，在防治外感疾病上，"祛邪"的同时不忘"扶正"，在大多数经典方剂中均体现出"扶正气、护胃气、存津液"的思想和治疗原则。

在当今的时代环境下，物质资料极大丰富，生活水平不断提高，我国逐渐步入全面"小康"社会，温饱问题逐渐演变为营养过剩、环境污染、运动缺乏，不良的生活方式和习惯，以及纷繁的社会关系和思想追求导致的精神压力和不良情绪，等等。

现代人在调养上，更应注重以下三方面：

1. 养成良好的饮食习惯。在饮食上要有节律、有节制、有规划，注意营养均衡，尤其应当注意糖、脂、蛋白类食物的总摄入量和比例以及盐的摄入量，注意新鲜蔬菜、水果的摄入以保证维生素和膳食纤维的补充。此外，也应注意减少辛辣等刺激性食物和生冷食物的摄入。

2. 保持良好的生活习惯。早睡早起，减少熬夜，保证充足的睡眠。戒除吸烟、酗酒等不良嗜好。养成运动的习惯，将有氧运动和阻抗运动相结合，在保持机体能量代谢正常的同时，减少肌肉退化。另外，运动也有利于对精神压力和不良情绪的排遣。

3. 培养压力释放和情绪调节的能力。保持正面、乐观、积极向上的生活态度，注重心理承受能力的锻炼，学会心理状态的调整，也可以培养一些业余爱好，保持运动的习惯，以此来排遣精神压力和不良情绪。

此外，也要注意对环境污染，如雾霾、电离辐射、环境甲醛等的防护。

在疾病治疗上，现代医学更侧重的是对疾病的控制，如感染性疾病中，对病原体的控制和消除；在糖脂代谢紊乱、高尿酸血症、高血压等疾病中，注重对血糖、血脂、血尿酸、血压的管控；在对肿瘤的治疗上，使用外科手术的方式和化学药物、分子靶向药物、生物制剂等消除和抑制瘤体的增殖；对于自身免疫性疾病，采用免疫抑制治疗；等等。可见，在当今的时代环境下，从现代医学角度来看，控制、抑制、消除的主要治疗原则被体现得更为突出，这也近似于传统医学中的"祛邪"。疾病总体治疗原则的侧重点发生了一定程度的变化，从"扶正祛邪"到更侧重于"祛邪"。

在中医学的发展历程中，也出现过类似的变化。以明清时期"伤寒"与"温病"学派之争为例。从明清时期开始，对外感疾病的治疗原则和治疗方法发生了极大的变化，"温病"学派由此产生。"温病学"

是在"伤寒学"的基础上对外感疾病治疗原则和方法的补充和发展,在对近年出现的非典型性肺炎和全球肆虐的新型冠状病毒肺炎的治疗上,也有着良好的临床疗效和指导意义,其实质也是从"扶正祛邪"到更侧重于"祛邪"。从"伤寒"学派不忘"扶正",到"温病"学派针对外感热病更注重清热"祛邪","伤寒"与"温病"之争也体现了中医学"辨证论治"外感疾病的发展和提高过程。从现代医学角度来看,这也与环境变化导致的致病病原体变化有一定关系。同时,这也是时代发展、生产力提高、物质丰富带来的人类体质和免疫力改变所产生的影响。但是,在侧重"祛邪"的同时,也应注意"扶正"。这种"扶正"已不再单纯是古时的营养加强和免疫力提高,而是应当增强人体对环境变化的适应性,提高个体和群体的整体体质。

因此,在古今不同的生存环境下,调养方式和疾病的治疗原则存在着一定程度的差异,这也是古今自然环境、社会环境变化的结果。从传统医学角度来说,"扶正祛邪"是疾病治疗中亘古不变的原则,但伴随着古今环境的变化,"扶正"和"祛邪"的侧重点和内涵发生了一定程度的变化。

现代医学是一门与时俱进的科学,传统医学亦然。面对自然环境和社会环境发生巨大变化的当下,传统医学不能故步自封,也应不断发展创新,以适应时代的变化。在学习传统医学的过程中,要结合文献著作创作时所处的自然环境和社会情况,深刻理解这些疾病和治疗方法的内涵,剖析其中的法理,掌握其中的精髓。

在应用传统医学治疗现代疾病的过程中,不要照搬照抄,要不断思考,灵活应用,即精准地"辨证施治"。并非"古方"不能治"今病", 而是需要在深刻理解"古方"内涵的基础上, 掌握其精髓, 在疾病的诊疗过程中精准辨证, 灵活应用, 即所谓"有是证则用是方"。同时, 传统医学应当不断融入现代医学的精华, 在现代疾病的诊疗中, 不断开拓进取、锐意创新, 逐渐发挥出传统医学的优势, 适应时代环境的变化, 完成"进化"。

第三章
传统医学和现代医学的异与同

一、传统医学与现代医学的主观和客观差异

我们现在通常所说的传统医学，主要指中医学，它是代表了中华五千年文化传承的医学文明，是中华民族的文化瑰宝。我们对传统医学的认知，多由古籍文献开始，包括《黄帝内经》（《素问》《灵枢》）、《难经》、《伤寒杂病论》、《神农本草经》、《千金要方》、《千金翼方》等。纵观唐代以前的医学文献，均可从中体味出深刻的哲学思想和文化内涵，包括中医基础理论中所涉及的阴阳学说、五行学说、精气学说、藏象学说等。

那么传统医学是如何形成的呢？为何传统医学中体现出如此多的哲学理念？这些问题非常值得思考。理解传统医学的形成应该从时代的角度进行思考和分析。

第一，中国的传统文化中包括诸子百家的思想内涵、多民族的文化传承，也融合了部分宗教（具有代表性的主要有道教、佛教等）的教义

和理念。随着时间的推移，这些思想内涵和文化理念，在长远的历史变革中逐渐升华为哲学理论，作为道德的标准和实践的准绳，演变为中华文明的一部分。中华文明中的传统思想、文化理念和哲学理论则成了孕育传统医学的土壤，是传统医学形成的基础。

第二，古代的医家从临床实践出发，观察疾病的发生、发展过程，摸索对应的治疗方法，形成规律性的认知，并结合传统思想、文化理念和哲学理论进行总结推论，不断结合、完善，形成了疾病的体系化诊治方案。经过漫长的历史沿革，不断自我发展并融合多种不同的文化和医学体系，逐步演化为完整的传统医学理论体系。

第三，以传统医学理论体系为指导，在疾病的诊疗过程中，不断总结、发展、创新，逐步形成了当代的传统医学诊疗体系。

我们现在所说的中医学，是传统医学中的主要组成部分，是以传统思想、文化理念和哲学理论为基础，结合古今历代医家的临床实践内容，经过不断的完善和发展，形成的具有中华民族文化特色和时代特征的医学体系。

从上述思考过程可以看出，传统医学具有如下特征。一、传统医学以传统思想、文化理念和哲学理论为基础，而传统思想、文化理念和哲学理论是在客观的实践中逐渐形成的主观意识。二、将传统思想、文化理念、哲学理论同客观的临床实践相结合，进而形成传统医学的理论体系，用于指导临床实践，是主观意识和客观事实相结合、形成新的意识形态，用于指导客观实践的具体表现。从以上两点来看，在传统医学中，主观意识占据了重要地位，即具有一定的主观性。

现代医学，主要指西医学，即现今正在发展的近现代西方医学。现代医学主要以自然科学的理论和成果为学科基础，包括基础医学、临床医学、预防医学等内容。伴随着自然科学领域的不断发展，现代医学也迎来了欣欣向荣的春天。西医学以解剖学、组织胚胎学、生理学、病理学、生物化学等学科为基础，具有鲜明的客观性，是从客观实际出发，经过实验、实践而形成的一门科学，从属于自然科学的范畴。

现代医学以基础医学为起点，结合既往临床医学中的诊断学、治疗学内容，应用现代科学技术手段，并通过动物实验、细胞实验、临床实验等研究方法，不断完善疾病诊疗方案，形成指南和共识性内容，用以指导临床实践，即从客观实践中形成主观意识，再用以指导客观实践。在疾病的诊断和治疗监测上，现代医学在以症状组合为主的诊断模式中，不断加入理化辅助检查作为新的诊断标准，以揭示疾病的内涵、提高疾病诊断的准确性，并逐渐应用更多的理化检测手段判定治疗反应和疗效，监测疾病进展。相较于传统医学而言，现代医学具有更加鲜明的客观性。

二、传统医学与现代医学的宏观和微观差异

作为传统医学主要组成部分的中医学，以整体观和辨证论治为其主要特征。整体观是中医学对于人体本身的统一性、完整性，以及对人与自然相互关系的整体认识（即人体与外界环境是一个统一的有机整体，人体也是一个有机的整体），是对生命体宏观层面的认识。

辨证论治，是中医学中认识疾病和治疗疾病的基本原则，包括辨

证和论治两个过程。辨证即识证，证即证候，是对机体在疾病发展过程中某一阶段病理反应的概括，包括病因、病性、病位等内容，反映这一阶段病理变化的本质。所谓辨证，即是将通过各种诊断方法采集的资料进行分析整合，辨清病因、病性、病位等，从而辨识为某种证候。论治即根据辨证的结果，确定相应的治疗方法。辨证论治的整体过程是一种对生命体从微观到相对宏观的认识，并在这一宏观层面上进行调控和干预，纠正机体的非平衡状态。所以，中医学对生命的认知具有宏观性。

相对于承载了五千年中华文明的传统医学而言，现代医学在现阶段尚未形成明确的整体观念。现代医学以自然科学技术为基础，在对各种疾病的认知上，更加重视对疾病机制的研究，并从已总结出的疾病规律这一相对宏观层面，不断向微观层面（如细胞、分子、基因等）进行探究，并以疾病发病机制为基础进行治疗学的相关研究，以期研发出更加多元化的疾病治疗手段。诊断疾病时，在症状组合诊断模式的基础上，不断加入理化辅助检查作为新的诊断标准，以揭示疾病的内涵，提高疾病诊断的准确性。在治疗过程中，逐渐应用更多的理化检测手段判定治疗反应和疗效，监测疾病进展，并根据疾病的发病机制研发出相应的治疗药物，用以治疗疾病。现代医学从微观层面对疾病的整个诊疗过程进行精细化的诊断、治疗和监测，具有准确、直接、客观的鲜明特点。

近年来，现代医学对各种疾病的研究不断深入，发现多种疾病具有明确的相关性和因果关系，进而衍生出交叉学科研究和系统化治疗的概念。由此，现代医学也逐渐开始步入系统化研究的进程，即从微观分析向宏观认知的过渡。因此，相对于传统医学而言，现代医学更加侧重于微观层面对生命的认知，并以微观认识为基础逐步发展，具有从微观层面向宏观层面转化的趋势。

可见，传统医学和现代医学在主观性和客观性、宏观性和微观性上的侧重均有所不同。传统医学中主观性占据主要地位，并将主观意识和客观实际相结合，以指导客观的临床实践；而现代医学具有鲜明的客观性，并在客观实践中形成主观共识，用以指导客观的临床实践。传统医学对生命的认知具有宏观性；而现代医学更加侧重于微观层面的认知，具有从微观层面向宏观认识转化的趋势。虽然在主观性和客观性、宏观性和微观性上，传统医学和现代医学表现出了明显差异，但差异并不代表对立。求同存异、兼收并蓄始终是社会和科学发展的重要准则。

三、传统医学与现代医学诊疗中的"异"与"同"

患者对医疗机构的诉求主要有两方面。其一，我的身体出现了问题，这是什么原因导致的？其二，我该怎样处理这个问题？即现代医学中的诊断和治疗两方面，也相当于传统医学中的辨证、论治，是临床医生和患者共同面对的最为重要的问题。

我们先来讨论传统医学与现代医学中的诊断。传统医学以四诊（望、闻、问、切）为手段来采集患者的信息，进行综合分析和判断，这也是辨证、辨病的过程。现代医学则通过对问诊、体格检查（包括视、触、叩、听等方法）、辅助检查（主要为理化检查）的综合分析来诊断疾病。无论证或是病，均是对机体目前所处的异常生命状态的概括。在疾病的信息采集上，中医的诊法（如舌诊、脉诊、目诊、甲诊等）和西医学的理化检查（包括血液检查、尿液检查、粪便检查、影像学检查等）均是将客观搜集的资料进行加工整合，均是为了判别机体的异常状态。这是"同"的一面。

中医诊断学的特点可以概括为见微知著、司外揣内、以常达变，这些特点同样也适用于现代医学。如辅助的理化检查中，以血液成分判别机体中脏器的功能和状态（如肝肾功能）便是从微观辨识到脏器层面的宏观认识，即见微知著；从采集到外部的血液成分判别内在的脏器情况，即司外揣内；将正常人群体的测定平均值设定为标准值，通过异常数值判断疾病状态，即以常达变。从传统医学的角度来看，这些理化检查也可以被认为是望诊的延伸，将从前无法看到的内脏情况通过影像学手段显示出来，将体内微观世界的变化通过指标和量化数值显示出来。于是，我们之前看不到的，现在看到了，之前想不到的，现在想到了，这也是整个医学界在现代科技的发展和支持下所取得的进步。

中、西医诊断的"异"，则体现在分析机体的异常状态的层面上。从目前在医学领域中传统医学和现代医学的地位和市场占有率来看，现代医学处于主导地位。随着现代医学的发展和现代科技文明的进步，西医学对各个疾病的定义在更广泛的人群中得到了普及，如今我们对疾病的认识多是以西医学的定义为基础。在最初对西方医学著作的翻译过程中，歧义地使用了一些中医学的概念，故而造成了对中、西医学概念的混淆。比如对人体内脏的描述，将西医学的"心脏"与中医学"心"的概念相混淆。西医学的心脏指的是人体中客观存在的脏器，而在中医学中，"心"的概念不仅指客观存在的内脏，还有一些与其关联的功能，比如主血脉、主神明等，是对"心"系统的概括，同时它还具有五行学说中类似于"火"的性质。这样导致很多人不理解中医辨证的概念，或是将中医学中的病证和西医学中的病名相混淆。

在疾病的治疗上，传统医学根据辨证的结果施治，即辨证论治；现代医学则根据诊断的结果，参照既往经验、专家共识、临床指南，并结合患者目前的生理、病理状态，制订治疗方案。无论是中医学的辨证论治，还是现代医学诊疗方案的制订，均是对已判断出的生命体异常状态的纠正和调整。这是"同"。

中、西医治疗的"异"，则主要体现在干预机体异常状态的层面。如今中医学界多采用辨病、辨证相结合的方式施治。在体质学说逐渐发展的基础上，也有学者提出了辨病、辨证、辨体质相结合的诊疗方法，这也是中医学整体观的表现之一。在治疗上，传统医学具有鲜明的宏观性特征，更加侧重于对机体整体状态的调整，这种整体状态既包括患者以往的体质特征，也包括了现今的病证特点。而现代医学的治疗方式多是根据疾病微观层面的机制研究成果而制订，多属于具有"点对点"精准性特征的治疗方式。

虽然外科学在传统医学中早有涉猎，如华佗的麻沸散、孙思邈的葱管导尿术等，但由于社会和文化观念，以及科技水平限制等原因，这些技术在我国古代发展受限。有别于传统医学，现代医学更加侧重于对客观实际的认识，其基础学科的组成部分（如解剖学、病理学等）更为优越。随着现代科学技术的发展，外科医疗技术取得了长足的进步。外科学作为现代医学的重要组成部分，具有更加鲜明的微观诊疗特点，如在影像学诊断的基础上所进行的精准外科治疗。

随着现代医学的不断发展，在疾病的治疗过程中可以观察到多种疾病具有明确的相关性和因果关系，如湿疹和肾病综合征，系统性红斑狼疮和狼疮性肾炎等，均可用相同或相似的治疗方案进行治疗，这也可理解为针对人体的某一系统（如自身免疫系统）进行治疗，即系统化治疗，类似于传统医学中"异病同治"的概念。同时，现代医学逐渐在标准化治疗方案上开始考虑个体化差异，不断进行完善和矫正，形成"个体化"治疗方案，类似于传统医学中"辨证论治"的治疗形式。也就是说，在传统医学和现代医学治疗手段和干预的层面上，依然表现出了一定程度的"同"。

四、传统医学与现代医学的融合

中华民族是一个兼容并包的民族，中华民族的文化亦是兼收并蓄，讲求虚怀若谷、海纳百川。从诸子百家，到儒、道、释、耶，多种文化经过无数次的碰撞、融合，再碰撞、再融合，互相汲取养分，取精华、去糟粕，终究在不间断的文化传承中，造就了中华民族的文明。在当今的工作生活中，人们无时无刻不受到这些传承文化的影响，其背景或是源于儒家的，或是源于佛教、道教的，虽然源头和发展过程已无从考证，但我们却能从一些古籍文献中体味一二。

作为中华文明的重要组成部分和中华民族的文化瑰宝，传统医学也具有兼收并蓄的文化特征，无论是巫医、道医，还是儒医、佛医、易医，又或是满医、蒙医、苗医、傣医、藏医等，均为中医学的组成部分。随着历史的变迁，交通逐渐便利，在中华民族的辽阔大地上，中医文化交流逐渐频繁，中药材的贸易往来也随之增加，多民族、多教派、多地域的医学文化传承不断交融，互学互通，互给互用，逐步发展为当今的中医学体系。

无论传统医学还是现代医学，它们都有着共同的本质，即对生命的认知和调节；它们都有着共同的目标，即延长寿命和减少病痛。传统医学和现代医学这两种医学体系，在主观性和客观性、宏观性和微观性上存在着差异，而这些差异的实质主要在于对生命认知的角度不同。传统医学和现代医学的学者和传承者们应当互相学习、互相理解、互相借鉴。在对待生命的医学问题上，从不同角度进行分析，互师互用，交融互补，进而提高对生命认知的准确度，提升调节和干预生命异常状态的水平和能力。

新文化运动以来，现代的西方文化、哲学理念和科学技术等不断传播并融入中国社会，我国的政治、经济、文化科技等领域随之发生了翻天覆地的变化。传统医学已经在多种疾病的诊疗中形成了成熟且有效的诊治手段，可供现代医学从中汲取和借鉴。同时，传统医学通过学习和应用现代医学的研究方式与方法，可以从现代科学的角度证实传统医学的科学性和有效性，也将更有利于传统医学的发展和创新。

身为中华民族的文化传承者和传统医学的继承者，我们应当解决传统医学和现代医学互相融合的问题，通过深入学习现代医学，将传统医学的内涵更准确和清晰地用现代医学的语言和概念表述出来，从而在生命的认知角度上谋求相互理解与统一，这也是中医现代化研究的重要内容之一。针对疾病的诊疗，在深谙传统医学的基础上，应不断深化学习现代医学的治疗技术和研究方法，在病因、病机和机制上深思，在更高的层次上将传统医学与现代医学融合起来，而不仅是简单的中西医结合、中西医配合。从宏观和微观两方面同时考虑，对病、对症、对人，辨病、辨证、辨体质，将标准化治疗、系统化治疗、个体化治疗与辨证论治有机融合，更加高效化，标本兼治地解决疾病的困扰，从而完成传统医学与现代医学的有机融合。

相信在不久的将来，在中华文明兼收并蓄的文化底蕴影响下，在东方、西方文化和科技逐步融合的进程中，传统医学与现代医学将会相学互长、融合发展，孕育出新时期具有中华民族特色的新医学体系。这一独具中国特色的新医学体系，将伴随着中华民族的伟大复兴，崛起并屹立于医学界的东方！

第四章
医学的"时空观"

一、医学的时间观

"时空观",包括了时间观和空间观。时间和空间是生命体存在的两大要素,作为生命体,在宇宙空间中生存,就要受到时间和空间的限制。每一个生命体都经历着时间,以时间作为生命长度的计量单位,同时每一个生命体也都有其存在的空间。人类作为高级生命体,生存在其对应的时空中,每一个个体都有其存在的时间和空间。

医学的研究对象是人体。在时间上,人体经历着"生、老、病、死"的生命历程。医学的时间观,即是从时间角度对人体生命过程的认识。其中,医学的研究重点是疾病,也就是人体的异常状态。这种异常状态的产生必然受到某些因素的影响,也就是我们所说的病因。在某种状态下,人体由病因引发或诱发某些异常病理过程并持续累积,由量变到质变,逐渐发展为疾病状态。如果病因没有得到控制,病理过程持续加重,疾病进一步发展,就会影响人体正常的生命活动。同时,疾病的发展也会构成新的因果关系，导致新的并发症、合并疾病的产生，甚至导致生命的凋亡。这种疾病发生、发展的过程，从时间上来看则是一种因果关系的具体体现。医学的时间观，更侧重于对疾病的发生、发展和疾病预后的认识，也是对病因致病和疾病发展这一过程的因果关系的认识。

在医学的时间观中，我们首先需要辨识出疾病起始和疾病前状态之间的差异，并对导致这些差异的因素进行分析。尤其在时间上要对诱导疾病和加重疾病的因素进行归纳和总结，在从疾病前状态到疾病起始这一过程中对这些因素进行推理分析和类比验证，以确认这些因素与疾病之间存在的因果关系。其次，我们要对疾病本身的发展在时间上进行推导，判断其预后，评估风险，其中包括了可能出现的本病表现，以及可能出现的并发症和合并疾病。简言之，即知疾病之"过去未来"，这也是古代医家"预知"他人生死的体现之一。

医学时间观的重点在于从时间的角度认识和分析病因致病以及疾病发展的过程，以便从疾病的时间发展上对疾病的整体过程进行干预。在疾病的干预上，一方面是对现今疾病状态的干预，对既往病因的及时纠正，以期阻断和延缓疾病的进展，通过纠正部分可逆因素来逆转部分病变过程；另一方面，则是对疾病预后的判断和早期干预，通过对疾病预后的风险评估，对并发症、合并疾病等问题进行早期干预和预防，以减少疾病和并发症、合并疾病这些新的因果关系带来的伤害，即"既病防变"。此外，虽然对疾病个体既往的病因致病过程已经无法进行干预，但可以通过对该病例既往病因和病理过程的认识，逐渐上升到对这一疾病，甚至对该类疾病的认识。在病因层面上进行归纳总结，从而对预防此类疾病起到良好的警示作用，即"未病先防"。

医学的时间观是从疾病的时间发展上对疾病的整体过程的认知，更具有宏观性。基于这种从时间上对疾病发生、发展整体过程的宏观认识，可以从病因角度进行干预，来阻断和延缓疾病的进展。与此同时，其内涵中也包括了中医学所强调的"未病先防"和"既病防变"，即通过对疾病病因的认识来预防疾病，通过对疾病的预后判断和早期干预，减少疾病对机体的进一步损害。

二、医学的空间观

人体作为有机的整体，是由各个脏器、各个系统共同构成的。这些脏器和系统相互作用、相互配合，共同完成人体的各种生命活动。人体在空间中的存在即是各脏器、各系统的客观存在。医学的空间观更侧重于从微观上对人体客观存在的脏器和系统功能进行观察和评价，以判断其是否处于疾病状态。对于已经进入疾病状态的脏器，则需要观察和评价病情的进展程度以及是否影响了脏器本身的功能等。相对于医学时间观的"因果关系"而言，医学空间观的这种观察和评价是对机体各脏器、各系统当前状态的判定。简言之，医学的空间观是从客观、微观角度对机体进行认知。

既然是从客观、微观角度观察机体的各脏器和系统，那么我们首先要了解人体中存在哪些脏器和系统。在传统医学中，古代医家通过对各脏器和系统的观察、归纳和总结，创立了"藏象"学说，其内容主要包括了五脏、六腑和奇恒之腑。五脏，即肝、心、脾、肺、肾；六腑，即胆、小肠、胃、大肠、膀胱、三焦；奇恒之腑，即脑、髓、骨、脉、胆、女子胞。"藏象"学说中将各脏腑功能特点归类、整合，形成以脏腑为代表的各系统，再与"五行"学说相联系、融合，赋予各脏腑系统木、火、土、金、水的五行属性，即肝与胆属木、心与小肠属火、脾与胃属土、肺与大肠属金、肾与膀胱属水。《黄帝内经》中有"五脏者，藏精气而不泻，故满而不能实；六腑者，传化物而不藏，故实而不能满"的论述，说明了五脏化生和贮藏精气，六腑受盛和传化水谷的功能特点。而形态中空与腑相似、功能贮藏精气与脏相同的脏器则命名为奇恒之腑。

"藏象"学说的建立来源于古代早期的解剖学知识，对人体生理、病理现象的观察和对医疗经验的总结，已经形成了医学空间观的早期雏形。"藏象"学说还将各脏腑的功能归类，发现了各脏腑之间存在着普遍联系，并将其总结为"五行制化"的生克关系。

现代医学主要将人体分为呼吸系统、消化系统、循环系统、神经系统、泌尿系统、生殖系统、血液系统、内分泌系统、免疫系统、运动系统等几大系统。其中，呼吸系统主要包括肺和呼吸道（鼻腔、咽、喉、气管、支气管），消化系统主要包括消化道（口腔、咽、食管、胃、十二指肠、空肠、回肠及盲肠、结肠、直肠）和消化腺（唾液腺、肝胆和胰腺等），循环系统主要包括心血管系统和淋巴系统，神经系统主要包括中枢神经系统（脑和脊髓）和周围神经系统（脑神经、脊神经、自主神经），泌尿系统主要包括肾脏、输尿管、膀胱及尿道，生殖系统主要包括生殖腺、输送管道、附属腺体和外生殖器，血液系统主要包括骨髓、胸腺、淋巴结、脾脏，内分泌系统主要包括甲状腺、甲状旁腺、肾上腺、垂体、松果体、胰岛、胸腺和性腺等，免疫系统主要包括中枢免疫器官（骨髓和胸腺）和外周免疫器官（扁桃体、脾、淋巴结、黏膜相关淋巴组织、盲肠），运动系统主要包括骨、关节和骨骼肌。

近年来，在现代科技不断发展的基础上，现代医学也在不断取得进步。通过研究发现，在人体的各个系统之间也存在着普遍的联系。如脑—肠轴、肠—肾轴、内分泌—免疫轴、神经—内分泌轴等。

在疾病的诊疗过程中，现代医学通过物理和化学两种科技手段，将基于人体解剖学的脏器和系统客观表现出来，也就是我们常说的"理化"表现，并给予对应方式的治疗。物理方面包括了影像学检查（超声、X线、CT、MR等）、物理疗法（声、光、冷、热、电、力等）和外科手术等。化学方面包括了体液和排泄物的化验、药物治疗等。我们通过影像学从视觉上延伸了对人体脏器的客观认识，通过化学检测从客观角度更准确地判断出脏器的功能和状态。这些现代化的科技手段，为医学的空间观作出了更好的诠释。

医学的空间观着重于从客观上阐释各脏器、各系统的状态以及各脏器、各系统之间存在的联系。如果说医学的时间观强调的是一种宏观的纵向因果关系认识，那么，医学的空间观则强调的是一种微观的横向分布、普遍联系的客观存在。医学的时间观更侧重于对机体的疾病前状态、疾病起始和预后进行主观推导分析，而空间观则更侧重于对机体当前状态的客观观察和评价。医学时间观和空间观的结合，也是一种对生命过程在认知和干预上的宏观和微观、主观和客观的结合。

三、医学"时空观"的启示

医学的"时空观"旨在提出一种概念，让我们从时间和空间、主观和客观、宏观和微观的角度去全面认识生命、思考疾病。应用时间和空间、主观和客观、宏观和微观多角度相结合的方式去认识生命过程、辨识疾病状态，能够在医疗过程中避免思维的片面和狭隘。正如我们应该从不同角度、不同维度去考虑问题、理解问题、解决问题一样，我们也应该从多角度、多维度，以医学的"时空观"为指导去诊治疾病。

举一个简单的例子。狼在捕食中追逐猎物，是在平面的角度上从后面不停地追赶，在平面上加速或减速，向左或向右移动。这种方式是一种原始、基础的捕食方式，效率低，准确率也不高。而鹰在捕食中追逐猎物，是在三维立体的角度上自上而下进行观察，可以通过预判猎物的移动轨迹进行捕食，一击即中，准确率和效率更高。与在平面角度上捕食的狼相比，从高空捕食的鹰有着更广阔的视野和更高的维度。我们想要说明的是，以更多的角度、更高的维度去观察、理解和解决问题，能够事半功倍，减少纰漏。在现代的医疗活动中，我们也应该培养更为全面的思维模式，从多种角度去认识、判断和分析疾病并制订相应的治疗方案。

在现代医学中，大多数疾病在病因方面的认知仍然不足，病理机制尚不完全明确。而传统医学在病因的认识上提出了著名的"三因"学说（内因、外因、不内外因），较为全面地归纳和总结了疾病的成因。虽然"三因"对疾病的形成是否具有明确的影响仍需要依靠不断的研究来证实，但结合当前人们的生存环境和疾病状态等因素，以这种思维模式对疾病的病因进行主观分析推导是值得借鉴的。在此基础上，医学的时间观从因果关系的角度分析疾病，推导疾病诱发和加重的过程，恰恰弥补了现代医学对病因认识的不足，并更有利于疾病调治方案的完善。

在当前的医疗活动中，大多数的医疗方案是针对当前的疾病状态而制订的。类似于"见招拆招""兵来将挡"，缺少对疾病的病因认识和预后判断，对疾病的全程认知和全局化判断相对不足。早在《黄帝内经》中就曾指出："是故圣人不治已病治未病，不治已乱治未乱，此之谓也。夫病已成而后药之，乱已成而后治之，譬犹渴而穿井，斗而铸锥，不亦晚乎。"这里面强调了中医学中"治未病"的概念，也是现代预防医学中的重要内容。医学的时间观正是这种"未病先防"和"既病防变"预防原则的具体体现。医学的时间观不只强调从因果关系上对病因进行干预，也强调对疾病预后的判断和对合并症、并发疾病的防治。在疾病发展的全程中，有侧重点和针对性地干预，以形成更为全面、完整、精确的治疗方案。

在医学的空间观上，我们对人体的各脏器、各系统已经建立了初步的认识。人体是由各个脏器、各个系统共同构成的有机整体。相比传统医学而言，现代医学在客观上对各脏器、各系统物质构成的认识有更大的进步，更加明确和清晰。但是，现代医学对各系统之间关联性的认识仍处在发展阶段，并没有像传统医学的"藏象"学说一样，提出明确的"五行制化"生克关系。医学的空间观不但强调机体各脏器、各系统的客观存在，也强调机体各系统之间存在的普遍联系。以机体各系统和主要脏器为客观基础，结合各系统的生理、病理和疾病特点，从医学的空间观角度总结出大多数疾病在辨识过程中存在的五种重要的共性因素，即辨识疾病的共性"五要素"。

1. 遗传因素。遗传性和遗传易感性是疾病发生的部分原因，这一因素可能导致脏器对某些条件过度敏感，或脏器本身的发育异常以及伴随发育出现的系统功能障碍，也是中医学所说的"先天"的内容。

2. 营养物质。主要包括了呼吸系统所摄入的氧气以及通过消化系统摄入的各类营养物质，也就是中医学所说的自然界的"清气"和饮食中的"水谷精微"。缺乏营养物质，则会导致机体脏器和系统的功能障碍，同时影响机体的体质、免疫力、新陈代谢、内分泌等多个方面，这也是中医学所涉及的"后天"内容。

3. 体液循环。一方面为血液的循环，以心血管系统为主，通过心血管系统和外周血管系统对各脏器提供血液和养分，以维持各脏器和系统的正常运行。血液循环系统出现异常，会导致脏器缺血、缺氧性改变以及营养、能量的供给不足，进而影响脏器和系统的正常功能。另一方面为淋巴循环，作为体液循环的组成部分，能够辅助血液循环，对人体的自身免疫系统也具有重要作用。

4. 免疫应答。免疫系统遍布于人体周身，通过多种形式发挥作用。总体上，免疫系统的缺陷和免疫力下降可能造成免疫应答不足，进而导致感染性疾病的发生，与肿瘤的发生也有密切的相关性。而免疫系统的过度激活、应答过度则会加剧炎症反应，损害机体自身的组织和脏器。同时，自身免疫系统的错误识别、应答异常和应答偏差，会对自身组织和脏器产生攻击，造成损害，进而导致自身免疫性疾病和过敏性疾病的发生。可以认为，免疫系统对疾病的影响来源于免疫应答的不足或过度，以及免疫应答的偏差。

5. 神经—内分泌调节。人体的神经系统和内分泌系统关系密切，神经系统和内分泌系统共同影响着机体的正常生命活动。神经系统和内分泌系统之间也存在着相互影响。如大脑中的下丘脑、垂体属于中枢神经系统，但却是肾上腺、甲状腺等内分泌系统的功能起源。肾上腺、甲状腺等内分泌腺体接收下丘脑—垂体系统分泌的促肾上腺激素释放激素和促肾上腺激素，以及促甲状腺激素释放激素和促甲状腺激素后，才能发挥其正常的生理功能。简言之，肾上腺、甲状腺、性腺等内分泌腺体受下丘脑、垂体的调控，即神经系统能够调控内分泌系统。同时，内分泌腺体分泌的激素水平异常也会影响神经系统，如肾上腺过度释放肾上腺素，则会导致精神亢奋、烦躁、紧张、心率加快、血压升高等。神经系统和内分泌系统通过神经递质的传递和激素的分泌，共同调节人体中多系统的生理活动。神经—内分泌系统调节功能紊乱会导致机体脏器和多系统的功能异常。

从医学的空间观上来看，以上"五要素"是机体在疾病状态中需要去评价和判断的重要因素。这五种要素来源于各脏器和系统本身的功能，影响着机体的正常生命活动。同时，也是各脏器和系统在病理过程中的联系桥梁，是各系统中多种疾病发生、发展的共性因素，可能同时导致机体多脏器和系统的功能异常，即疾病状态。"五要素"之间相互叠加、相互影响，构成了各脏器和系统之间在生理和病理状态下的相互联系。

以医学的"时空观"来指导现代医疗活动，是对传统医学的借鉴和转化，也是对现代医学的凝练和发展，是一种将传统医学与现代医学相融合的具体形式，也是传统医学与现代医学融合后的新发展方向。医学的时间观强调了疾病发生、发展中的因果关系，也强调对疾病预后的判断。以医学的时间观为指导，有利于阻断疾病的进程，延缓疾病进展，能够更为全面地从时间上、宏观上认知和干预疾病的全程。医学的空间观强调了人体内各脏器和系统的客观存在和普遍联系。以医学的空间观为指导，有利于从多角度更为全面地认识机体的生命状态。通过对各系统疾病中共性要素的认识，掌握各系统之间的联系。在疾病的干预上，以这些要素和联系为切入点和契机，将会使治疗更具有针对性，更加直接、准确、有效。

医学"时空观"的实质在于以时间和空间、主观和客观、宏观和微观多角度相结合的方式去全面地认知疾病、防治疾病，并培养全面、整体、多角度、多维度的医学思维模式，以期从思想和方法上影响新医学体系的构建，提高整体的医学素养。

第五章
新释"精气"学说

一、"精气"的概念

"精气"是对中医学影响极大的中国古代的哲学思想之一。在中国古代哲学中，"精气"是对宇宙本原的认识，是万物的本源。

传统医学中，"精气"学说认为："精气"是人体生命的本原，机体的脏腑形体官窍由"精"化生，机体的各种功能和生命活动由"气"调控。

狭义上，"精"指有形的精微物质，是构成人体和维持人体生命活动的最基本物质。"气"是人体内活力很强、运行不息的极精微物质，是构成人体和维持人体生命活动的基本物质之一。"精"是脏腑机能活动的物质基础，"气"是推动和调控脏腑生理机能的动力。

中医学"精"概念的形成，一部分来源于对人类生殖繁衍过程的观察，由对生殖之精的认识发展而来。与"气"相对而言，具有有形与无形、具体与抽象的区别。

"精气"这一概念的提出，广义上体现出了所有生命体在物质构成上的统一性和共性，具有宏观性。狭义上，从微观角度对生命个体的物质构成进行了定义。"精气"学说是对生命体认知上宏观与微观的统一。

二、"精气"与"阴阳"

在中国古代的哲学思想中，"阴阳"学说对中医学同样具有重大的影响。想要更好地理解"精气"的内涵，就需要结合"阴阳"学说来理解。

"阴阳"是对自然界相互关联的某些事物或现象对立双方属性的概括，也是"相对论"和唯物辩证法中"一分为二"的体现。"阴阳"学说的基本内容包括阴阳对立制约、阴阳互根互用、阴阳交感互藏、阴阳消长、阴阳转化、阴阳自和与平衡等。在阴阳学说中，凡属相互关联又相互对立的事物或现象，或同一事物内部相互对立的两方面，都可以用"阴阳"来概括和分析其各自的属性。

凡是运动着的、外向的、上升的、温热的、明亮的都属于"阳"，相对静止的、内守的、下降的、寒冷的、晦暗的都属于"阴"。我们把对于人体具有推进、温煦、兴奋等作用的物质和功能归属于"阳"，对于人体具有凝聚、滋润、抑制等作用的物质和功能归属于"阴"。

早在《黄帝内经》中就提出了"阳化气，阴成形"的观点，同时也强调了"精"的重要性："人始生，先成精，精成而脑髓生。"结合

"精"的概念来看，"精"作为构成人体和维持人体生命活动的基本物质，具有"阴"的属性特点。从"气"的概念上来说，"气"作为活力强、运行不息的维持人体生命活动的基本精微物质，具有"阳"的属性特点。"精"具有"阴"的特征，而"气"具有"阳"的特征，所以我们通常将"精"称为"阴精"，将"气"称为"阳气"。"精气"的转化也符合"阴阳"转化的特点。"精"代谢为能量（"气"），为"阴"转化为"阳"，消耗能量而获得营养物质（"精"），为"阳"转化为"阴"。

从"精气"和"阴阳"的概念和含义来看，"精气"更侧重于对生命体从客观实质的角度进行微观阐释，而"阴阳"则更侧重于对生命体从性质和特点方面进行宏观概括。"精气"更像是"阴阳"的本质和本源，"阴阳"则更像是对"精气"的外在特征的表述。结合生命体的"阴阳"特征，我们能够更好地理解"精气"的内涵。

三、"精气"新释

虽然"精气"作为重要的中国古代哲学思想被传承至今，但相对于"阴阳""五行"学说，传统医学对"精气"学说的认知和应用却甚少，其内涵在传统医学中多被"阴阳"的属性特点所涵盖。

随着现代科学的发展和中医"现代化"的不断推进，应用现代科技手段和现代医学的研究方法，能够更客观和具体地释义并印证更多的传统医学理论和概念。结合传统医学中"精"是构成人体和维持人体生命活动的基本物质，"气"作为活力强、运行不息的维持人体生命活动的基本精微物质的概念和内涵，我们将从现代科技和现代医学的微观视角，对"精"和"气"的概念进行转化和释义。

自19世纪开始，伴随着工业革命，西方国家的科技水平不断提高。光学显微镜的问世，使细胞学作为生物学和医学的基础学科不断得到发展深化。现代医学认为，细胞是构成有机体形态和功能的基本单位，其自身也由多部分构成，包括细胞壁、细胞膜、细胞质、细胞器和细胞核。人体是由细胞构成的，每一个细胞都是人体的组成单位。

相对于传统医学中的"精气"是构成人体的本原和精微物质的内涵来看，细胞和"精气"都是从微观角度对生命体构成的阐释。细胞和"精气"虽然在形成时代和文化背景上存在一定差异，但两者之间应该具有某些近似的性质和共通之处。我们暂不探讨这些细胞构成的细节和个性，先从共性的角度，将细胞的特征和"精气"的概念结合起来进行分析。

所有的细胞都含有两种核酸：脱氧核糖核酸（DNA）与核糖核酸（RNA）。DNA和RNA是遗传信息复制与转录的载体。DNA可组成遗传指令，以引导生物遗传、生物发育与生命机能运作，并指导RNA和蛋白质等物质的合成。

带有遗传讯息的DNA片段称为基因，基因是控制生物性状的基本遗传单位，是产生一条多肽链或功能RNA所需的全部核苷酸序列。基因支持着生命的基本构造和性能，储存着生命的种族、血型、孕育、生长、凋亡等过程的全部信息。基因可以被认为是DNA的更高一级构成单位，是DNA发挥功能的客观物质基础。

同时，所有细胞都以化学物质作为其客观存在的基础，包括水和无机盐（离子）、蛋白质、糖、脂类、核酸以及其他各种微量物质（如维生素、细胞代谢中间产物等）。

细胞核是细胞遗传与代谢的调控中心，在细胞的代谢、生长、分化中起着重要作用，是遗传物质的主要存在部位。线粒体为细胞制造能量，是细胞进行有氧呼吸的主要场所，为细胞的各种生命活动提供能量。细胞核与线粒体在生命体的生长发育、代谢分化、能量调控等方面具有重要作用。

从"精气"的概念来看，在基因的构成基础上，DNA具有指导物质合成，引导生命体发育与生命活动的作用。在人体细胞中，DNA存在于细胞核和线粒体中，是细胞核和线粒体各种功能的物质基础，对其具有主导作用。由DNA所主导构成的细胞核和线粒体的功能和作用，与活力强、运行不息、维持人体生命活动的"气"的内涵以及推进、温煦、兴奋的"阳"的性质更为近似。而除核酸以外，细胞构成所需的其他营养性化学物质，如水和无机盐（离子）、蛋白质、糖、脂类等，与构成人体和维持人体生命活动的有形精微物质的"精"的内涵以及凝聚、滋润的"阴"的性质更为近似。

我们将生命体细胞的物质构成和功能与"精气"的内涵和性质相结合，将传统医学的哲学理念与现代医学的客观研究成果相结合，为人体细胞内的微观构成赋予"精"和"气"的特征。从客观和微观的角度来分析人体的细胞构成，将由基因构成的DNA归属于"气"的范畴，将核酸以外细胞的营养性物质归属于"精"的范畴。

进一步将这种描述和分析引入传统医学对疾病的认知过程，能够更加客观、具体、形象地认识疾病，弥补传统医学过于抽象、难于理解、主观意识过强等偏向性，更好地从微观角度理解人体和疾病，从而进一步提高对疾病认知的准确度。

四、"精气"与现代中医诊疗的结合

在中医的诊疗过程中，我们大多遵循"八纲辨证"的基本原则，即阴阳、表里、寒热、虚实，其核心在于两种关系，一是"阴阳"关系，二是"正邪"关系，也可以说是"虚实"关系。

人体是以细胞为基本单位构成的有机整体，人体的每一个细胞与机体整体都具有相应共通的特征和密切的相关性。在细胞层面上，我们将由DNA所主导构成的细胞核和线粒体的功能和作用与"阳""气"相联系，将细胞构成所需的营养性物质与"阴""精"相联系。进一步，我们将机体在细胞层面的"精""气"属性引入对疾病的认识和辨证中。

类比来说，在一般情况下，如果DNA过度复制——"气有余"，则细胞的分化增殖、物质合成过程和能量代谢就会增强，表现出各种细胞因子、炎性因子增多，以及合成物质——"精"的有余以及能量过度的"阳"盛"热"象，即实热证，"气有余便是火"。

进一步，由于DNA仍旧过度复制，过度消耗细胞的营养性物质——"精"，进而导致营养性物质的供给不足，细胞由于缺少水分等滋养性营养物质，就会变得"干瘪"，而表现出"阴虚火旺"。

另外，由于DNA过度复制、营养性物质过度消耗，细胞正常的分化和代谢过程出现异常，增殖分化出新细胞的结构或个体功能则会出现缺陷或障碍。后续的分化增殖、物质合成和能量代谢过程发生异常，而表现出"虚""寒"之象，类似于"壮火食气"的过程。

如果DNA缺乏活性和功能减退——"气不足"，则细胞的分化增殖、物质的合成过程和能量代谢水平就会下降，表现出合成物质"精"不足的"虚"和能量缺乏的"阳"虚"寒"象，即虚寒证。

如果构成细胞的营养性物质冗余——"精有余"，早期会导致DNA的过度复制和能量代谢增强，造成各种细胞因子、炎性因子增多，导致细胞过度增殖和能量过度的"阳"盛"热"象，即相当于"阴阳俱盛"的表现。

进一步，DNA在过度复制后功能减弱、活性降低——"气不足"，能量代谢水平也随之下降，而形成营养性物质——"阴""精"有余的"实"和能量损耗的"阳"虚"寒"象，即相当于"阴盛阳虚"的表现。

如果缺少构成细胞的营养性物质——"精不足"，就会导致DNA引导的细胞增殖、正常合成物质的能力下降——"气不足"，以及能量代谢水平下降的"阳"虚"寒"象，即相当于"阴阳两虚"的表现。

在部分的细胞中，也会出现反馈性调节的作用，即缺少构成细胞的营养性物质——"精不足"，DNA引导的细胞增殖、正常合成物质能力反馈性加强——"气有余"，表现出短暂的细胞因子、炎性因子增多和细胞增殖的"实"性过程和能量代谢相对增强的"热"象，也类似于"阴虚火旺"的表现。

简要来说，以上的举例过程也是从细胞层面的"精气""阴阳""虚实"角度对中医学中"阳盛则热""阳虚则寒""阴盛则寒""阴阳两虚""阴虚则热"等现象的具象化阐释。

我们将生命体细胞的物质构成和功能与"精气"的内涵和性质相结合，将人体细胞内的微观构成赋予"精"和"气"的特征，并从细胞层面将"精""气"的内涵引入现代中医的诊疗过程中。旨在提出一种新的思路和方法，从不同的角度、不同的层次、不同的文化背景上，更为全面、形象地去认识疾病的过程。作为传统医学与现代医学相结合诊治疾病方法的新思维和补充，进一步为疾病的诊疗过程提供新思路。

进一步，我们也可以尝试借鉴现代医学对化学物质吸收和合成过程的抑制，以及对细胞中DNA的抑制等手段，用于中医对疾病的治疗研究及中医药科技的研发，在传统医学和现代医学不断融合发展的道路上不断探索和创新。

第六章
谈谈中医药的剂量

　　在医学的临床实践中，首要面对的问题是疾病的诊断，其后面临的则是疾病的治疗，诊疗活动是所有医学实践的核心之所在。在疾病的中医诊疗过程中，能否获得良好的临床疗效与多个环节相关，包括诊断是否正确，辨证是否精准，处方中理、法、方、药是否与诊断、辨证相符，用药剂量是否符合患者实际情况、是否合理，等等。

　　作为临床疗效的重要影响环节之一，药材的质量和用药的剂量问题备受关注。以时代和环境的古今变化为契机，学界引发了对药材质量和用药剂量问题的探讨热潮。许多人认为中药起效缓慢、有效率低，并将其归咎于用药的剂量偏小、药材质量差上。这种说法是有一定道理的，但我们应当注重两个问题：一是在学习古代文献的用药剂量时，其现代折算标准是否合理；二是目前野生药材多被养殖药材所替代，养殖药材的用量应怎样去调整。

　　作为传统医学的传承者，《伤寒杂病论》是每个中医人所必修的典籍，为东汉时期著名医家张仲景所著，开辨证论治之先河，后世称为"方书之祖"，其中所载方剂被后世称为"经方"，"经方"对中医学的发展具有重大影响。诸多后世方剂均由"经方"演化而来，或取其法，或学其意，或增减其药味。

在疾病的治疗上，"经方"应用广泛，疗效卓著，在中医学界备受推崇。下面我们将以"经方"应用剂量的现代折算标准为例进行探讨，并结合对野生药材、精品药材的思考，探索适合现代中医处方的适宜用药剂量。

一、"经方"剂量折算标准

《伤寒杂病论》成书于东汉末年，由于年代久远、战乱频起、世事更迭，度量衡在历朝历代中不断被更替，后世医家及现存典籍对《伤寒杂病论》所载方剂的剂量认识不一，记载相异，从而导致"经方"应用剂量在现代折算标准上存在较多争议。《伤寒杂病论》所载方剂中，多以"两"为药物的基本计量单位，而东汉时期"一两"约折合为现代多少"克"，目前主要存在如下观点。

（一）考古学发现及现代文献研究

根据《中国度量衡史》对新莽时期文物考证的结果，认为东汉度量衡制度继承了新莽时期制度，汉代计量同新莽时期，1两合今之13.92g。《中国科学技术史》对东汉时期的文物进行了考证，根据考古发现的权、升等器具，并通过对历史典籍的探究，认为与汉代度量衡折算标准基本一致，提出西汉时期1两合今之15.6g，新莽时期1两合今之

15.3g，东汉时期1两合今之13.8g。现代学者根据出土的西汉、新莽时期器物，经过重新考证，并结合现代药理及临床实际，认为汉代1两合今之15.625g。因此，根据考古学及现代研究结果，经方中1两的实际重量应在13.8～15.625g之间。

（二）医家对经方应用剂量的认识

根据明清时期李时珍、汪昂、程知等医家所提出的"今古异制，古之一两，今用一钱可也""大约古用一两，今用一钱足矣""大约古用一两，今用一钱足也"的观点，《伤寒杂病论》所载"经方"中1两约合今之3g。目前大多数中医院校《伤寒论》《中药学》教材等也按照这种折算方法对"经方"剂量进行折算。这种观点主要根据药物一般用量推测得出，作为医家经验传承，暂未发现明确的客观证据支持，因此，我们认为这一观点并不符合《伤寒杂病论》中方剂的原用量。

（三）对古代文献记载的推论

日本汉方医学家根据对"神农秤"的记载和陶弘景《本草经集注》记载的"古秤惟有铢两，今则以十黍为一铢"的论述，多认为"经方"1两合今之1～1.6g。在国内，结合中医临床实践的反复检验，较多医家认识到《本草经集注》原文可能存在"十黍为一累，十累为一铢"传抄讹漏，因而这种折合方式在理论和临床实际方面均缺乏客观实际支持。

二、中药煎煮方式的改变

随着对中药提取方法研究的深入，现代中药煎煮方式与汉代《伤寒杂病论》中方剂的煎煮方式已产生了较大差异。《伤寒杂病论》中"经方"的煎煮多无浸药过程，每剂仅煎煮1次，而现代中药煎煮方式要求煎煮前冷水浸泡30～60分钟，煎煮次数大多为2次。浸泡中药可使药材细胞重新膨胀，增加可溶性物质的溶解、释放，从而提高药物有效成分的提取。在煎煮过程中，第1煎有效成分煎出率约为40%，第2煎为30%～40%。2次煎煮有效成分的总煎出率为70%～80%，平均为75%，优于1次煎煮的40%，2次煎煮较1次煎煮明显增加了药物有效成分的含量。

根据以上观点，估算"经方"通过单煎方式所提取的有效含量相当于现代中药煎煮方式2次煎煮提取有效含量的53.3%左右，即汉代1两药物单煎约等于现代中药0.5两2煎所得有效含量。如前所述，汉代1两实际重量在13.8～15.625g之间，故现代应用"经方"的实际剂量1两应在6.9～7.8g之间。

但我们也应该考虑处方所治疗的疾病种类，《伤寒杂病论》中所治疗的疾病多为外感病或急性病，用药周期短，用量偏大。在使用"经方"加减演化治疗慢性疾病时，我们也应当考虑长期用药的安全性。因此，当"经方"用于急症时，推荐将1两折合为7g，而在慢性疾病的中医诊疗中，推荐将1两折合为5g更加合适。

三、野生药材对用药的影响

随着时代变迁和社会经济发展，中药养殖业兴起，交通运输畅通。野生中药材的市场份额逐渐降低，养殖中药材成了中药行业的应用主流。部分学者对养殖中药材的临床疗效提出了质疑，主张应用野生药材和精品药材。当然，从药材品质上来说这一观点无可厚非。但却不符合市场经济和临床应用的广泛需求。

医疗的主体是广大人民群众，而非少数人。笔者认为，中药处方是否有效，首先取决于疾病的诊断和辨证是否正确，其次在于用药的思路和方法是否合理，最后才取决于药材的品质和用量。

随着现代中药药理学的不断发展，当前大多数中药材的主要药理成分基本明晰。中药材生长环境、生长时间不同主要影响的是有效成分的含量。野生药材生长周期长、环境污染少，其有效成分含量在单位重量内可能会高于养殖药材，且用药更加安全。此外，由于其生长环境特殊，可能在生长过程中吸收并产生养殖药材不具备的一部分化学物质，从而具备更多功效。

但其物种和主要药理成分不会因为养殖而改变。因此，从主要药理成分上来看，可以认为野生和养殖药材之间的区别是量的差异，而非质的改变。野生药材和养殖药材可以通过用量调整来缩小差异。

从特殊环境中产生的部分特殊物质和特殊功效角度来说，虽然野生药材更有优势，但中药材品类繁多，具有该类特殊功效的其他药味亦不在少数，在处方中也可通过替代的药物协同配伍方式来弥补。

因此，相对于应用野生药材、精品药材而言，我们更推荐使用平价药材。虽然野生药材品质和疗效更优，但却更难获得，且价格昂贵，可以通过增加养殖药材用量，协同配伍药味等方式来替代。

"经方"传承自古代，根据其时代、环境特点，方中诸药味多为野生药材，所以在对于"经方"的应用剂量折算上，我们更倾向使用偏高剂量的养殖药材以达到目标疗效，尤其对于安全性较好的药物。但也应参考现代中药药理学知识，明晰所使用药物的毒副作用，对于具有明确毒副作用的药物应适当减少用量，避免不良反应，或调整为功效相似却更为安全的药味。

在现代中医的用药环境中，我们在处方用药的选择上更具时代优势，有着更多、更好的选择。中药与疾病在对应关系上并不存在唯一性，我们应当灵活调整，合理配伍，趋利避害。作为现代的中医药传承者，我们应当适应时代和环境的改变，不断提高医疗水平，创新医疗思路，与时俱进，探索出更加适宜现代中医发展的处方用药模式。

附 中药煎服法（两煎）

1. 煎药宜选用砂锅、耐热玻璃器皿、泥瓦罐、不锈钢锅、搪瓷盆，不要用铁锅、铝锅。

2. 先在容器内放入中药饮片，加水至饮片在容器内最高处水平面3cm以上。煎药前需将中药饮片冷水浸泡30分钟以上，以水浸透药物为准。

3. 第一煎大火开锅后，调至中小火继续煎煮30分钟，将药液浓缩至

100～200mL，倒入新器皿内盛放。

4. 将第一煎药渣继续加水煎煮，加水量同第一煎，不必再次浸泡药物。大火开锅后，调至中小火继续煎煮30分钟，将药液浓缩至100～200mL，倒入上述器皿内混合。

5. 将煎煮好的混合药液静置放凉并沉淀，去掉底渣或过滤后分为2份，常温或加热后服用，早晚饭后为宜（除泻下通便药物外），或遵医嘱。

6. 如药液过多可适当延长煎煮时间。煎煮过程中不必加盖。

7. 矿石、贝壳、参类等药物如需先煎，可使用其他器皿先煎30分钟，在其他药物冷水浸泡完成后连汤带药一同兑入煎煮即可。

8. 后下药物在第一煎大火开锅15分钟后直接加入煎煮，无须浸泡。

第七章
针灸疗法的机理探究

　　针灸，实为针与灸两种疗法，因其均以"经络"理论为基础，故常常并称。但针是针，灸是灸，作用迥异，不应混淆，也应辨证应用。中医在辨治疾病的过程中，也讲求应用合适、合理的方式和方法，也如中西医各有所长、择善而从一般。药之不及，针之所及，针之不及，药之所及。

　　当面对急症时，中药无论丸、散、膏、方均需要时间准备，无论内服或是外用，药物的吸收、起效也需要一定时间。而针灸疗法则不然，可以直接作用于患部或与其相连的经脉而迅速发挥疗效。如针刺中脘、足三里等穴治疗胃痛、呕吐，针刺攒竹、中脘等穴治疗呃逆，针刺三阴交等穴治疗痛经发作，等等，均可迅速起效。同样，灸法对于胃寒呕吐、宫寒痛经等疾病也可迅速发挥作用。

　　此外，针灸疗法对于某些疾病也有特殊疗效，例如面瘫、脑梗死恢复期、颈椎病、腰椎病等。但是，医学界尚未完全将针灸疗法的优势病种进行全面推广，其原因不外乎是对针灸疗法的有效机理尚未认可。作为新时代的中医传承者，应不拘泥于古说，不断融合新知，探寻中华文明的传承真谛。笔者将尝试用浅显的科学类比在此探讨针灸治疗疾病的部分有效机理，希望对针灸疗法的内涵有所启发。

　　针灸疗法的基础是经络，无论针刺，艾灸，或是刺血等疗法，其本质均是对人体"经络"的作用。而何谓"经络"？中医学认为"经络"是运行气血，连接脏腑和体表及全身各部的通道。但是"经络"在人体中并无实体，其描述多见于《黄帝内经》等医学典籍中，而从何认知已经无法考究。因此，从现代医学角度来看，"经络"并不存在，故其理论基础难以被认可。

　　其实，从现代医学的角度来看，我们可以将"经络"看作一种系统，这个系统同现代医学的系统概念相同，但其内涵却更为庞大，主要包括了神经、循环、免疫、内分泌等多方面内容，可以认为是人体生理功能的调控系统。

　　先来说说针刺疗法，针刺有"补虚泻实"的不同手法，适用于中医虚实诸症的治疗。可以将人体的神经系统想象为通过电子运动传递信息，进而使各组织器官发挥功能的传导系统。在人体组织中，神经广泛分布，针刺后，首先会对神经系统产生刺激。针的材质为金属，是导体，可以通过将电子导入或导出进行传递，可以粗略地将电子导入理解为补虚，导出理解为泻实。

　　针刺多为泻法，以实证为例，多种因素可导致病灶组织的神经传导壅滞、组织炎性渗出和肿胀，进而影响组织器官功能。一方面，过度的炎性因子刺激、肿胀组织压迫会使神经产生疼痛等疾病感觉。针刺作用于病灶局部会消耗部分病灶周围的电子而产生针感，传递至神经中枢。进一步，因局部病变而冗余的电子将通过金属针导出，弥散到针体连接的其他部位和通路，形成电子均衡，减弱病灶部位的异常电子壅积，故可将该部位的神经紧张状态削减或消除，从而减轻痛觉和肌肉痉挛等疾病现象。

另一方面，病灶部位神经紧张度减弱可松弛因病灶而收缩的血管，加速渗出组织液从血管的回吸收，从而减少炎性渗出。同时，壅积的电子被导出后，由神经被病灶刺激诱导产生的免疫反应也会随之减弱，炎性因子可随之减少。同样，针刺治疗的远端取穴机理亦然，通过作用于病灶远端的连接神经，将壅积的电子从该通路导出，进而发挥上述各方面作用。

而虚证时，多种因素可导致病灶部位神经传导延迟、组织萎缩、细胞枯瘪等改变，进而影响组织器官功能。病灶部位多处于电子缺乏状态，将针刺作用于病灶局部，从针体连接的其他部位和通路获得电子，并向匮乏电子的部位输送而形成电子均衡，进而加速神经传导，恢复组织器官功能。同时，病灶部位神经组织所支配的血管，也会因神经传导的恢复而加速血流供给。远端取穴机理亦然，通过针刺作用于病灶的远端连接神经，并将所缺乏的电子通过与针体相连接的其他部位和通路引入，进而发挥上述作用。

对于脏腑疾病，局部针刺几乎难以完成，主要依靠远端取穴进行针刺治疗。其实质是依靠对脏腑所属神经通路内电子的调控，发挥对脏腑器官功能和状态的调节。此外，针刺可造成人体局部的微小损伤，会影响人体的自身修复系统，加速对损伤部位及其相邻或相联系的病灶部位进行修复。因针刺初期所产生的体表疼痛感还会影响人体的内分泌系统，进而分泌内酚酞和其他激素类物质，从整体调节机体的功能状态。

但针刺多偏于泻法，针刺会消耗部分病灶周围或连接通路中的电子用于产生针感传递于神经中枢。而艾灸疗法，是将艾叶或艾条制品点燃后作用于病灶周围或相连通路的外治疗法，更适用于虚证。艾叶点燃后会产生特殊波长的红外线，更易穿透体表作用于人体内的器官组织。点燃后，热量直接作用于病灶周围或相连通路，使电子活动活跃，血流供给加速，从而有利于虚损病灶的恢复和修复。

但需注意，艾灸的时间不能过长，温度不能过高，时间过长或温度过高会消耗病灶周围或相连通路的电子而加重虚损，也可能造成局部组织灼伤。此外，艾灸也并非均为补法，其中含有的挥发油具有抗炎功效，亦用于祛邪。但需注意，其挥发油具有一定毒性，用之宜慎。

针灸疗法不仅仅只有针刺和艾灸，也包括刺血、刺络拔罐法等，在民间和少数民族地区应用更为多见，对发热、麦粒肿、腰痛、头痛、高血压、痛风性关节炎等疾病具有良好疗效。其机理与针刺相近，多适用于实证，通过影响血供减少病灶及其相关"通路"的能量供应，进而调节组织器官功能，促进病灶组织恢复。

虽然我们对针灸疗法的有效机理进行了猜测、类比和探究，但是在客观上仍然缺少"通路"的客观证据。如针刺合谷穴治疗牙痛的传导通路仍未被自然科学所证实。伴随着现代科学的不断进步，相信在不久的将来，针灸疗法的科学内涵定会逐渐明晰，普及于广阔天地！

第八章
合理适度的饮食

一、健康的饮食观

　　饮食是我们每天必需的生命活动之一，也是让我们获得健康的第一手段。饮，即饮水，也包括了其他液体的摄入。食，即进食食物，包括了为生命活动所需而摄入的各种营养物质。在当今社会，养生似乎已经形成了一种趋势和潮流。而在养生的方式中，饮食的调节无疑占有着重要的地位。在诸多的网络宣传和电视栏目中，健康的饮食观点往往会成为百姓们关注的焦点。下面，我们就来谈一谈健康的饮食观。

　　健康的饮食观是与时俱进的饮食观，而非一成不变的饮食观。时间上，每个年代有每个年代的社会环境和自然环境特点，饮食观各有不同。空间上，每个地区有每个地区的自然和社会环境特点，饮食观亦有各自的特点。这就是中医学中一直以来所说的"因时制宜"和"因地制宜"。同样，对于每个个体，由于成长的环境不同，所处的年龄段不同，也存在着不同的文化差异，饮食方面也有各自的忌宜，即"因人制宜"。

因此，所谓健康的饮食观，也要符合中医学"三因制宜"的基本原则，即个体化、高契合度的科学饮食观。

二、适宜适度的饮水观

从机体新陈代谢对水液的需求来说，个体每天每公斤体重需水量为30～40 mL。以一个60 kg体重的健康人来说，每天需要摄入的液体量为1800～2400 mL。当然，这个摄入量中也包括了食物中的含水量，我们估算每天摄入食物中的含水量为300～500 mL，我们每天所需的饮水量为1300～2100 mL。上述的液体量摄入范围即是60 kg个体所适宜的饮水量。

我们还应该注意个体的差异，如年龄差异。比如青少年，活动量大，新陈代谢极为旺盛，其液体摄入量就应该相应地增加，可以每天增加500 mL，甚至在当日大量运动后可在总估算量的基础上增加1000 mL。而老年人活动量变小，新陈代谢速率减慢，过度的饮水反而会增加心脏和肾脏的负担，久而久之则会导致一系列的脏器功能问题，其饮水量应该更偏于估算低值。

此外，我们应关注环境差异，比如部分南方地区，四季天气炎热，体液蒸发消耗更大，则应在标准估算饮水量基础上有所增加。而寒冷地区，散热少，新陈代谢受温度影响变慢，则可将每日饮水量设定在偏低程度，或相应减少饮水量。同理，同一地区的四季温度差异等因素也影响着饮水量的估算。

另一方面，性别和体质因素也对饮水量的估算具有一定影响。普遍来说，男性的活动量和新陈代谢速率大多高于女性，所以男性的饮水量估算较女性应更高一些。在体质上，阳热体质者新陈代谢速率远高于阴寒体质者，其需水量也相应更高。

最后，某些疾病的影响也使个体每天所需的液体摄入量有所差异。比如感染发热的患者，因发热导致了更多的体液消耗，代谢速率也随之加快，需水量要高于健康者。甲亢患者新陈代谢速率明显增高，其需水量亦高于健康人群。糖尿病临床期患者，因血糖升高，血液渗透压变化导致渗透性利尿，尿量明显增加，体重因细胞脱水而降低，更需要大量饮水以补充体液，故饮水量应更大。

所以，健康的饮水观也是"三因制宜"的具体体现。应当根据个体的年龄阶段、生存环境、体质因素和疾病状态等综合分析后，在基础的液体摄入估算量上进行个体化的设定。在健康的管理上应当更加关注细节，而非千篇一律。"勿以善小而不为，勿以恶小而为之。"点滴的优劣经过累积便能导致不同的结果，为人的道理同样适用于为医。

对应我们目前所处的时代和社会环境，结合我国目前大多数地区的自然、经济情况，我们延展来说一说对其他饮品的一些看法。

第一，饮酒，无论高浓度酒还是低浓度酒，饮酒后由于酒精的作用，均能导致新陈代谢增加，随之体液消耗增加，尤其对于中高酒精度的酒饮。所以，在饮用中高度酒的过程中和饮酒后，应增加液体摄入量，以补充体液消耗，稀释血液中酒精的浓度，加速酒精代谢和醒酒。而饮用低浓度酒，如啤酒，其本身酒精度数较低，液体量较大，一般来说无须在饮酒后继续补充液体摄入。但是酒精具有一定的利尿作用，如尿量过多，可在第二天醒酒后适当增加饮水量，补充体液。

第二，日常生活中较为常见的含糖饮料，包括碳酸饮料、果汁、奶茶等，从生物进化的角度来看，我们并不推荐。含糖饮料从20世纪90年代开始在我国逐渐普及，从人类本身对环境的适应性来看，中国人的体质尚不能完全适应摄入过多含糖饮料带来的变化。近年来，糖尿病、心脑血管疾病以及肿瘤等疾病在我国的发病率逐渐升高，与含糖饮料的摄入具有一定的相关性。所以，我们不推荐过多饮用含糖饮料，甚至以饮用含糖饮料代替饮水。但是，糖分是生命活动所需的必要能量和营养物质，能够增强大脑的供能，也能够给人带来一定的愉悦感。所以在体力大量消耗、大脑疲劳或者需要快速补充能量的某些情况下，适当饮用含糖饮料是合理且有益的。

第三，我们来说说饮茶与咖啡。茶与咖啡也是日常生活中的常见饮品，为大多数人所喜爱。饮茶与咖啡也要适宜、适度，不能以饮茶与咖啡代替饮水。茶和咖啡中均含有咖啡因，能够兴奋神经和心脏，加速血液循环，提高新陈代谢速率，所以在饮茶与咖啡后饮水量也会有一定程度的增加。另外，茶叶中含有鞣质，会使口腔中产生一定的干涩感，长期饮用会导致口干，从而增加液体的总摄入量。所以，饮茶与咖啡要保持适度原则，不能过量，也不要过浓，饮用后可适当增加液体的总摄入量。同时，饮茶与咖啡也有一定的禁忌，睡眠障碍、心律失常、慢性胃炎、消化道溃疡、便秘及缺铁性贫血的人群皆不宜饮用。

三、适宜适度的进食观

在我们日常进食的食物中，除水液外，主要营养成分包括了糖、脂肪、蛋白质、维生素、纤维质、电解质以及微量元素等。其中以三大营养物质——糖、脂肪、蛋白质最为重要，它们是从食物中摄取的用于机体供能和物质代谢的重要成分。

现代医学对于营养物质需求量的计算方法已经非常精确，但应用于日常则较为烦琐，所以我们更推荐采用估算法来计算三大营养物质的日需量。即糖类4～6g/kg·d，脂肪1～1.5g/kg·d，蛋白质1～1.5g/kg·d。对一个60kg体重的健康人来说，每日所需糖类240～360g，脂肪60～90g，蛋白质60～90g。

从营养学的角度来看，在不考虑蔬菜、水果和其他食物供糖的情况下，主食如以大米、白面为主，则每日需要摄入主食量为300～500g，但实际摄入量应低于该水平，可在此基础上减少50～100g，实际在200～450g。在主食中也含有一定量的蛋白质，为15～30g，这类蛋白质为植物蛋白，缺少物质代谢中所需要的必需氨基酸，所以我们尚需补充一定量含必需氨基酸的优质蛋白，如肉、蛋、奶等，需45～60g。其中，每100g新鲜瘦肉中的蛋白质含量约为20g，鸡蛋每个含3～5g蛋白质，每100mL牛奶中含2～3g蛋白质，可以将上述食材组合配比以供所需，也可用水产替代肉类，其蛋白质含量亦较为接近。

随着社会经济的发展和饮食环境的改变，在我国，油脂已具有普遍摄入过量的趋势，而且，在谷物、肉、蛋等食物中也含有一定量的脂类物质。因此很多人主张应减少油脂的摄入，无论植物油还是动物油，以低水平摄入更好，建议每日30～50g，甚至更低。坚果中也含有较多的脂类物质，虽然坚果也具有其特殊的健康功能，我们仍然应当注意，如摄入坚果则需减少脂类的总量摄入，不宜过量食用。

从能量物质代谢的角度来看，人体在非活动的静置状态下，若糖类物质摄入过度，超过肾糖阈时，可通过肾脏溢出。如蛋白质类物质摄入过多，其分解后产生的氨基酸可转化为尿素，通过尿液排出。而脂肪在静置状态下消耗极少，大部分需通过供能途径消耗。可见，人体对脂类物质的调节更为艰难，尤其对于活动量较少的人群。所以体重偏重、活动量较低的人群更应控制脂类物质的摄入。当然，对于营养不良人群则另当别论。

还有一类特殊的食物——豆制品，其原材料黄豆每100g中约含蛋白质35g、脂肪20g、糖类25g，具有丰富的营养价值。豆腐、豆干等豆制品的营养物质含量较黄豆更高。需要注意的是，在食用豆制品时需要同时减少其他富含三大营养物质的食物摄入量，避免营养摄入过多，尤其是脂肪和蛋白质。

三大营养物质之间可以在体内相互转化，所以，短期内饮食营养不均衡并不会造成严重的代谢紊乱，但是对于长期而言，仍然会出现一些健康问题。

除了三大营养物质外，维生素、纤维素对于人体健康的重要程度更是不言而喻。对人体的新陈代谢、生长发育、生理机能等，尤其是对免疫系统，维生素、纤维素具有重要的调节作用。所以，蔬菜、水果等富含维生素和纤维素的食物也是人体所必需的。推荐每天摄入500g蔬菜，200～400g水果。如食用含淀粉量高的蔬菜或含糖量高的水果，则应减少主食的摄入量。同样，粗粮中含有丰富的纤维素，也是我们所推荐的，可以代替米面作为主食，但需注意其对胃肠道的刺激，消化功能偏弱或消化道炎症人群不建议食用。

对于能够正常进食的人群而言，电解质和微量元素普遍存在于上述各类食物中，非特殊情况或疾病影响，并不需要单独补充。对于营养物质的补充，我们始终要坚持适度原则，重在均衡。对于非疾病人群，这种均衡不必拘泥于每天的严控，可以形成一种适宜的周期性的食谱，更推荐以周为单位进行规划。

在适度原则的基础上，我们还应该讲求适宜。其中包括个体的差异，如年龄差异。比如青少年，活动量大，并且处于生长发育阶段，能量代谢旺盛，营养物质的摄入量就应该相应增加一些。而老年人活动量变小，能量代谢速率减慢，能量物质的摄入量则可偏于估算低值。但仍需注重个体的营养状态，根据身高、体重、体脂率、肌肉含量等因素来调整三大营养物质的摄入量估算。

此外，我们还应关注食物摄入的时间。白天活动量大，晚间活动量小，所以早、午餐中三大营养物质的配比应高于晚餐。而夜间人体处于休息恢复阶段，代谢慢，脏腑功能减弱，应当在晚餐安排更易消化的食物。现在有部分人认为不吃晚饭有利于健康，对于这种观点我们并不推荐。首先，不吃晚餐，夜间机体自我恢复所需的营养物质无法得到保证，不利于机体的新陈代谢和自我修复。其次，不吃晚餐，胃肠道缺乏夜间的物理刺激，久之则夜间胃肠蠕动减少、功能减弱，不利于正常的传导，影响晨起排便，长期则会导致消化系统的功能紊乱。因此，晚餐不可不吃，但可以少吃。

从气候上来看，天气温暖适宜劳作活动时，机体代谢旺盛，则营养物质摄入量应当相应增加。天气过冷、过热，机体长时间处于室内，活动减少，代谢减慢，营养物质的摄入量则可稍低。在寒冷地区，室温偏低时，人体对抗寒冷也需要更多热量，可适当增加糖类、脂类的摄入。

性别和体质因素也对营养物质的摄入量估算具有一定影响。普遍来说，男性的活动量和新陈代谢速率大多高于女性，所以男性的营养物质摄入量估算较女性应更高一些。在体质上，阳热体质者新陈代谢速率远高于阴寒体质者，其营养物质摄入量也应更高。

四、部分疾病的饮食注意

在诸多疾病中，饮食对于代谢性疾病的影响更为直接，如糖尿病、高脂血症、肥胖症、高尿酸血症等患者更需注意饮食控制。针对糖尿病、高脂血症、肥胖症等能量代谢性疾病的饮食控制，目的在于对糖脂代谢紊乱的调整，其原则在于控制糖类摄入，减少脂肪摄入，增加蛋白质摄入，增肌减脂。

在饮食调节的过程中，在限制糖类摄入的同时，应注意提供保证正常生命活动所需的糖类食物摄入量，避免损害机体的正常器官功能。脂肪对于胰岛素抵抗具有重大意义，是高脂血症、肥胖症的直接病因，也是糖尿病的早期重要致病因素。所以，减少脂肪摄入，促进脂肪消耗是调理能量代谢性疾病的关键环节。同时，还要增加蛋白质的摄入，减少肌肉流失。肌肉中的肌糖原是血液中葡萄糖（血糖）的重要存储容器，增肌对于改善胰岛素抵抗具有重要意义。因此，可以将能量代谢性疾病的总体目标概括为"增肌减脂"。

再说说高尿酸血症，高尿酸血症是由于嘌呤代谢异常引起的一种代谢性疾病，易引发痛风性关节炎，如长期控制不佳可导致痛风性肾病进而发展为慢性肾衰竭。其控制原则在于减少高嘌呤食物摄入，并增加尿酸排泄。减少高嘌呤食物，如海产品、肉类、动物内脏、豆制品等摄入。减少影响嘌呤代谢的物质摄入，如各种酒饮。推荐米面为主食，多食蔬菜、水果、鸡蛋、牛奶。多饮水，不憋尿，增加尿酸排泄。

我们也来说说肾脏疾病的饮食注意。肾脏具备两大功能：排水、排毒。肾病患者肾脏受损，易产生水肿、高血压等表现。针对水液代谢障碍，我们需控水限盐。针对毒素内沉积，则应当控制氮质等毒素来源，减少蛋白质的摄入。同时，因蛋白质从尿液中持续流失，过度补充蛋白质会加重肾脏负担，加速肾小球硬化，减少蛋白质摄入也能够减轻肾脏负荷，故蛋白质摄入量在能够维持机体正常代谢的水平即可。同时，肾脏疾病时常伴血脂代谢紊乱，所以肾脏疾病的饮食控制原则为低盐、低脂、优质低蛋白饮食，其控制难点在于蛋白质摄入量的调整。

对于一般肾病患者，每日蛋白摄入量应控制在0.8g/kg·d。肾衰患者因氮质等代谢障碍，则需控制更低至0.6g/kg·d。根据笔者经验，该阶段控制肉类、豆制品等高蛋白物质摄入可延长肾脏生存时间。但是，大量蛋白尿的肾病综合征患者因白蛋白流失过多，低蛋白血症等情况严重，则应增加每日蛋白摄入量至1.0g/kg·d，甚至更高。透析患者应接近正常人蛋白质摄入量1.0～1.5g/kg·d，以保证营养，提高免疫力。简言之，肾病患者水肿需控水、限盐，伴有少量蛋白尿则开始限制蛋白摄入，血肌酐升高需严控蛋白、限制肉类，大量蛋白尿、严重低蛋白血症需增加蛋白摄入。

对于心脑血管疾病，要注意低盐、低脂饮食，控盐是其中的重要环节。对于消化道疾病，要注意食物对消化道黏膜的刺激。对于呼吸道疾病，高盐也会刺激呼吸道分泌，影响呼吸功能。我们还需强调一点：应少食咸菜等腌制食品，以及卤味、腊肉。上述高盐食品产生于物质相对匮乏时代，主要作用是为了食材防腐，以便在冬季等食材缺乏时作为百姓生存的重要供给品。虽然这些高盐食物在中华民族的漫长历史中为人类的生存做出了重要的贡献，但是随着社会进步、经济发展和人民生活水平的不断提高，我们已经在四季都能吃到新鲜的蔬菜、肉类等食物，这一类食物已不再适合绝大多数人。具体有以下三点原因。

第一，人体摄入过多高盐食物后会导致水钠潴留，进而引发高血压，对于心功能异常人群会加重心力衰竭，对于肾病患者会加重水肿，影响病情，严重危害心脑血管疾病和肾病患者的健康。

第二，高盐食物中存在亚硝酸盐，具有致癌风险。

第三，咸、辣味物质直接刺激消化道黏膜可能导致消化道疾病，刺激消化道还会间接导致呼吸道黏膜反馈性分泌异常，进而刺激呼吸道，影响呼吸功能，导致呼吸系统疾病加重。

但天气炎热时，对于劳动量大、排汗较多的人群，可以通过高盐食物适当补充盐分，短期内少量食用高盐食物也可以接受。但对于亚健康或非健康群体，我们仍不推荐。

附：糖脂代谢紊乱饮食推荐

1. 主食：每天200～300g，以大米、馒头为主，可混吃粗粮，但每天主食总量控制在1000g左右。不喝粥（包括粗粮粥，粥升糖速度较快）。少吃含淀粉高的食物，如红薯、土豆、芋头、山药、莲藕等，如进食则需减少主食量。

2. 蔬菜：绿叶蔬菜不限制，宜多吃。蒜苗、大蒜、扁豆等含糖较高，不宜吃。

3. 油：尽量不吃动物油，少吃植物油（每天总摄入量应在30～50g，甚至更低）。如菜中用油过多，建议用热水涮去一部分后再吃。

4. 肉类：每天半斤左右，以瘦肉、鱼肉为主。不宜吃含高胆固醇的食物及动物脂肪，如动物内脏、蛋黄、肥肉。

5. 牛奶：每天可饮用250mL。

6. 鸡蛋：每天可吃1～2个蛋白，少吃蛋黄。

7. 豆制品：每天可食用50～100g。但需注意减少其他食物的摄入量。

8. 水果：血糖控制稳定者可少量食用，可通过吃黄瓜、西红柿、胡萝卜代替水果。木瓜、桃、草莓、梨、柚子、橘子、苹果、枇杷、猕猴桃、西瓜等（每次少量进食），血糖控制较好方可食用，但需定时、定量、定品种，每天可食用上述水果总量最多100g，建议分两次吃，午后或睡前加餐，不宜饭前或饭后吃。不宜食香蕉、芭蕉、龙眼、荔枝、葡萄、柿子、菠萝、甘蔗、香瓜、榴梿等含糖量较高水果。

第九章
谈谈烟、酒、茶

一、烟草与吸烟

（一）烟草概述

　　每种文化之所以能传承千年，必定有其优点和受用之处，烟草亦然。烟草，别名烟、烟叶，是茄科烟草属植物烟草的全草，也是一种中草药。中医学中，也将烟草称为野烟（《滇南本草》），相思草、返魂烟（《食物本草会纂》），金丝熏（《本草纲目拾遗》），等等。烟草多分布于温带、热带地区。在我国，烟草分布较广，各地多有栽植。

　　据考证，人类最早使用烟草的证据可见于公元432年墨西哥贾帕思州一座神殿里的浮雕，其展现了玛雅人在举行祭祀时以管吹烟的场面。美洲原住民将烟草视为"万灵药"，用于治疗感冒、头痛、牙痛、创伤、烧伤、脓疮溃烂等疾病，它还具有麻醉、增白牙齿、抗疲劳等功效。人们因其能治愈令人感到绝望的疾病而将其称为"圣药"。当时使用烟草的方式包括：呼吸新鲜烟草气味，将烟草点燃后用鼻孔吸烟，将干烟草粉碎后单独或与盐、石灰混合涂抹患处，口嚼烟草摩擦口腔内侧，将烟草做成火把进行熏烤，等等。

早在《滇南本草》中便有如下记述："一名烟草、小烟草。味辛、麻，性温。有大毒。治热毒疔疮，痈疽搭背，无名肿毒，一切热毒恶疮……"《本草正》中也记载："用以治表，善逐一切阴邪寒毒，山岚瘴气，风湿邪闭腠理，筋骨疼痛，诚顷刻取效之神剂也；用以治里，善壮胃气，进饮食，祛阴浊寒滞，消膨胀宿食，止呕哕霍乱，除积聚诸虫，解郁结，止疼痛。"内服可煎汤、捣汁或点燃吸烟；外用可煎水洗或研末调敷。

但在中医学的典籍中亦有告诫，如《本草正》："此物性属纯阳，善行善散，惟阴滞者用之如神，若阳盛气越而多躁多火，及气虚短而多汗者，皆不宜用。"《本草汇言》中也将烟草的功效和禁忌总结得十分中肯："烟草，通利九窍之药也，门吉士曰，此药气甚辛烈，得火燃，取烟气吸入喉中，大能御霜露风雨之寒，辟山蛊鬼邪之气。小儿食此能杀疟疾，妇人食此能消症痞，如气滞、食滞、痰滞、饮滞，一切寒凝不通之病，吸此即通。凡阴虚吐血，肺燥劳瘵之人，勿胡用也，偶有食之，其气闭闷昏溃如死，则非善物可知矣。所以阴虚不足之人，不宜也。"需要注意的是，烟草吸入过量可致中毒。

（二）烟草利害之思辨

从以上烟草的历史源流和中医药学的论述中，我们可以总结出烟草的一些功效。

1.增强免疫、抗感染，预防和治疗感染性疾病。如呼吸道、皮肤感染等，即中医学所说的"外感疾病"和"痈疽疮疡"等。

2.麻醉止痛，治疗疼痛性疾病。如头痛、牙痛、风湿骨痛等。

3.调整胃肠道功能，治疗消化功能不良。如宿食积滞、呕吐、腹泻等。

4.抗疲劳，抗抑郁，提神醒脑。

上述总结的药物学功效也包括了烟草内服和外用的药效，而并非是我们现今吸烟所带来的益处。现今，我们已经改变了烟草作为中草药内服和外用的常用方式，多以点燃吸入的方式来吸食烟草。通过在现实生活中的观察，并结合烟草的药物学功效，可以推测出点燃吸食烟草的一些效用，主要包括预防感染、增进食欲、助消化、抗疲劳、抗抑郁、止痛，等等。

但凡事应适宜、适度，目前我国大多数吸烟者对烟草的吸食量已远超获益用量，这与烟草的成瘾性和吸烟者对烟草的精神依赖有很大关系。21世纪以来，吸烟已经成为全世界最严重的公共卫生与医疗保健问题之一，吸烟作为一种可自愿选择的不良行为习惯，可对健康造成极大危害。中医药学将烟草的药性归结为辛、温、有毒，并警示阳盛、阴虚、气虚、吐血、肺燥均不宜使用，如有禁忌而吸食烟草，势必会对健康造成一定危害。现代医学也对吸烟导致的健康问题进行了深入研究，并建立了"烟草病学"这一新兴学科。

现代医学研究表明，吸烟与恶性肿瘤、生殖和发育异常、呼吸系统疾病、心脑血管疾病、糖尿病等疾病具有密切关系。

第一，烟草、烟雾中含有多种有害物质，包括致癌物。致癌物的吸入会导致基因突变、细胞癌变。同样，烟草、烟雾中的有害物质也可以对人体的生殖功能和生长发育造成不良影响，损伤遗传物质和内分泌、生殖系统，进而导致生殖、发育异常。

第二，吸烟会影响呼吸道免疫和肺部的结构、功能，进而导致呼吸系统疾病的产生。

第三，吸烟会损伤血管内皮，导致动脉粥样硬化、动脉管腔变窄、血流动力学异常，进而引发多种心脑血管、外周血管疾病。

此外，吸烟与2型糖尿病的发生也具有密切相关性，并可加重糖尿病的大血管和微血管并发症。

第四，吸烟不但具有高度的成瘾性，还具有多样的危害性。

下面，我们从烟草的主要化学成分和吸烟产生的化学物质方面来探讨吸烟的风险和获益。当我们拿到一盒香烟时，可以见到香烟外包装上记录的一些信息，主要有烟碱（尼古丁）、焦油和一氧化碳。这些信息展示了烟草中的主要化学成分和吸烟过程中所产生的化学物质，与吸烟的功效和不良反应具有密切关系。

其一，我们来说说烟碱。烟碱，即尼古丁，是烟草的主要成分之一，占总碱含量的93%，在普通香烟中含1%～2%。药理学上，烟碱是N胆碱受体激动药的代表，对N1和N2受体及中枢神经系统均可发挥作用。烟碱作用于烟碱乙酰胆碱受体，低浓度时，能够增加受体活性，对于其他神经递质也有少量的直接作用，而高浓度时则起抑制作用。烟碱可增加多巴胺、去甲肾上腺素和阿片肽的释放，进而发挥其抗疲劳、抗抑郁和止痛的功效。基于此，在生活中，我们常可见到，在重度体力劳动后，吸烟能缓解疲劳；在写作思虑时，吸烟能提神醒脑；在情绪低落、焦躁时，吸烟能稳定心绪；受到创伤后，吸烟能够缓解疼痛感。

而实际上，烟碱在增加这些神经递质释放的同时，也制造了大脑的空虚感。通过提高吸烟的频度，增加烟碱在体内的浓度，缓解烟碱快速代谢所带来的空虚，会给人造成吸烟后自信、放松等虚假的幻觉，进而导致吸烟成瘾。同时，烟碱增加了血液中肾上腺素的含量。血液中肾上腺素增加，会导致心跳加快、血压升高、呼吸加快，进而影响呼吸和心、脑、外周血管系统，久之则导致这些系统的功能异常。在此基础上，烟碱还能刺激末梢血管收缩，进而增加高血压、中风等心脑血管疾病的发生。

其二，我们来说说焦油。这里所说的焦油是指吸烟时烟草中的有机质在缺氧条件下不完全燃烧的产物，会在烟嘴内积存的一层棕色油腻物，也叫烟焦油、烟油。烟焦油是众多烃类及烃的氧化物、硫化物、氮化物的复杂混合物，当然其中也包括了多种致癌物和促癌物。目前的香烟多配有过滤嘴，过滤嘴可吸附大部分烟焦油，但仍有少量被吸烟者吸入体内，虽然其含量低微，但在经常、反复的吸烟过程中仍可缓慢积累。烟焦油是明确的致癌物，能诱发人体细胞突变，抑制免疫力，已被医学研究所证实。同时，烟焦油中的一些成分会溶入吸烟者的血液，作用于血管壁，加速血管硬化，推进心脑血管疾病的发生和发展。

其三，我们再来看看一氧化碳。一氧化碳是含碳燃料燃烧过程中生成的一种中间产物，吸烟过程中产生的一氧化碳则是烟草不完全燃烧的产物。一氧化碳接触过量可造成中毒，表现为急性脑缺氧。一氧化碳与血红蛋白的结合能力是氧气的200倍，故长期接触低浓度的一氧化碳也会造成组织和器官缺氧。

我们在临床中可以观察到，长期吸烟患者的血红蛋白水平明显高于不吸烟者，即人体通过自身调节增加了血液中血红蛋白的含量，提高血液的载氧能力来缓解机体组织器官的缺氧状态，大多数长期吸烟者有口唇紫绀的表现。长期接触低浓度的一氧化碳可能对人体的神经系统和心脑血管系统产生不利影响，如出现头晕、头痛、耳鸣、乏力、睡眠障碍、记忆力减退、心律失常、心肌缺血，等等。长期接触低浓度的一氧化碳也会损害大脑皮层和苍白球，引起细胞内窒息，导致脑组织软化、坏死，诱发神经系统损害，进而出现神经衰弱症候群等表现。吸烟孕妇的胎儿在出生时有体重小和智力发育迟缓的趋势。

但是，我们也发现了一些吸烟人群的特点，如在2003年SARS病毒流行期间，吸烟者的感染率很低。在鼠疫、霍乱、感染性脑膜炎等传染病流行时，吸烟者的低患病率也体现出烟草预防感染的功效。同时，我们也观察到吸烟能够增进食欲、促进消化，而长期吸烟者突然戒断烟草，则会出现便秘、消化不良、体重增加等反应。这可能与烟草燃烧后，烟雾，以及少量烟碱、焦油等物质对呼吸道和消化道产生的温和刺激有关。对呼吸道黏膜的低强度刺激可能会激活呼吸道黏膜免疫屏障，进而发挥其预防感染的作用。对胃肠消化道的低强度刺激则有可能促进消化液的分泌，促进胃肠道平滑肌的运动和收缩，进而发挥其促食欲、助消化的效用。

吸烟具有预防感染、增进食欲、助消化、抗疲劳、抗抑郁、止痛等功效。作为中医药的传承者，可将烟草视为传统中草药，以启迪新型疗法的研发。如早期以洋金花点燃吸食，可用于平喘止咳、镇痛、解痉。从药理学角度来看，这与洋金花含有东莨菪碱这一化学成分有一定关系。以中草药为基础，逐步研发用于治疗疾病的可短期点燃吸食的中药产品，也是中医药发展和创新的思路之一。这类中药产品中所含有的有效化学成分，可通过点燃气化后由呼吸道黏膜直接吸收进入人体内，能够避免口服药物的肝脏"首过效应"，使大多数能够气化的有效成分得以保存，其药效得以直接发挥。

二、新型非药物戒烟法

虽然吸烟具有一定的中医药学功效，但鉴于其高度的成瘾性、对人体损害的多样性和严重性，我们仍不主张未吸烟者吸食烟草。而对于吸烟者，我们建议减少吸烟量，有步骤、有规划地完成戒烟。

对于戒烟，现代医学中多采用烟碱（尼古丁）替代疗法，使用尼古丁替代药物来治疗，但这对于烟草的成瘾性而言，其疗效仍然不够。吸烟的成瘾性，一方面是由于其主要成分烟碱对人体中枢神经系统的作用；另一方面，与吸烟者心理上的依赖和习惯性的养成具有更大的相关性。基于笔者在临床中对戒烟疗法的体会，并借鉴现代医学中一些药物的撤减方式（如肾病综合征治疗过程中糖皮质激素撤减法，难治性肾病综合征治疗中激素依赖等临床疑难问题的解决方案），同时结合了部分催眠学的理论知识，在此推荐一种非药物戒烟的新方法，以供参考。

戒烟，是对烟草依赖性的戒断，是对吸烟这一嗜好和行为习惯的戒除。客观上，要逐步减少依赖性物质——烟碱的摄入。从主观的精神层面上，要建立严格的行为准则和强大的自控意识，进而逐步打破吸烟这一思维和行为惯性。显而易见，我们所提出的这一方法，其难点在于如何逐步减少烟草吸食，以及如何建立强大和稳固的自我控制意识。下面我们来具体说说这一新型的戒烟方法。

首先，我们要确定戒烟者的戒烟意愿，并且要帮助戒烟者坚定戒烟的信念。戒烟是一种信念的建立和心理的历练，需要对吸烟所带来的不良影响和吸烟者本身的健康预后有较为清晰的认识。我们要做到的是让戒烟者明晰利害，改变长期吸烟过程中所养成的不良习惯和条件反射。

吸烟成瘾性一部分是由其主要成分之一的尼古丁所造成，这一问题在戒烟过程中可以通过缓慢递减、平稳过渡的方式来解决。而另一更为重要的原因是吸烟者自身条件反射的建立和习惯性的养成所导致。我们经常可以见到，吸烟者在餐后习惯性地点燃一支香烟，在写作、思考时习惯性地吸烟，长时间接打电话时习惯性地吸烟，等等。因此，我们要打破吸烟的惯性，通过告知、教育、心理暗示等方式让戒烟者有意识地终止或减少条件反射和惯性吸烟。

以戒烟的心理建设完备为基础，我们可以开始有规划、有步骤地戒烟。

第一步，对戒烟者的日常吸烟量进行评估，确定最低可耐受吸食量为起始量。如戒烟者每天吸烟1~2包，那么最低可耐受量可初步设定为1包。但有些吸烟者吸烟量不恒定，比如平时工作日吸烟1包（20支），休息日在家仅吸食3～5支，那么，我们就需要对戒烟者的耐受量在综合思考后重新评估，建议将工作日吸烟量的最低量减少1/4后设定为起始量。当然，额定的起始量仅是一种估算，我们在实际操作中如估算不准，可以设定得偏高一些，不要过低，在戒烟过程中如设定偏高可通过适当延长戒除时间来解决。

第二步，严格控制戒烟者的每日额定吸烟量和烟草的品牌、品种和规格。要求戒烟者仅携带每天额定的香烟吸食量，不允许为他人递烟，不接受其他人敬烟，并在开始阶段选定一种经常吸食的香烟品牌、品种和规格。由戒烟者自行平均分配当日额定量的香烟吸食支数，不可多吸，亦不可少吸。要严格执行当日额定吸烟任务，建立良好的自控意识，这也有助于打破惯性和条件反射。

此外，在戒除过程中烟草仅以支数为基本单位。目前市场上推出的细支香烟，虽然其烟草量较原有粗支香烟少一些，但不可按照1支粗支香烟等于2支细支香烟换算而自行更改烟草的吸食额定量。开始戒烟即须选择并限定好香烟的规格、品类，同时设定好起始量。

第三步，有规划地逐级递减每日的额定吸烟量。评估好起始量后便要开始恒定每日的烟草吸食量，每1～2周减少总量的1/4左右。如戒烟者烟龄较长，在3年以上，吸食量较大，每天在1包（20支）或1包以上，我们在戒烟过程中的减量就要相对慢一些，建议2周撤减总量的1/4左右。如果戒烟者烟龄较短，在3年以下，起始量不高，每天在10支左右，我们可以相对加快一些减量，建议每周撤减总量的1/4左右。

第一阶段，我们要先进行两次撤减。控制戒烟者的起始吸食量1～2周后减量1/4，控制1～2周后再减量1/4，在这一阶段结束时将戒烟者的额定量减少为起始量的1/2。

第二阶段，要先更换香烟的品牌、品种，但不得更换规格。具体来说，要将目前吸食的香烟品牌、品种更换为戒烟者不经常吸食的品牌。但不能将粗支换为细支，细支换为粗支，要保持规格一致。这样，香烟种类和口味的改变，能够造成戒烟者在心理上对新更换烟草的不适感，有利于降低戒烟者对烟草的依赖性。

同时，在减少戒烟者额定吸食量为起始量的1/2后，控制1～2周后再减量1/4，这时戒烟者的额定量已经减少为起始量的1/4。

第三阶段，维持起始量1/4的吸食量控制1～2周。其后，如戒烟者起始量较大，起始量的1/4仍大于等于10支，则需要再次进行1～2次撤减，每次减少当前额定吸食量的1/2。

第四阶段，将额定量减少至每天5支及以下，维持1～2周后，再次减少当前额定吸食量的1/2，此时开始，每日定时吸食，维持2～4周。

最后，经上述逐级减量控制后，戒烟者如已无不适感，可停吸。

举例，如戒烟者烟龄5年，每日平均吸食中华牌硬包香烟20～30支，可设定起始量为20支/日，设定香烟种类为中华牌硬包香烟，额定每天吸烟20支维持2周，其后减量为每天15支维持2周，其后减量为每天10支。更换香烟品牌为玉溪牌硬包香烟，额定每天吸烟10支维持2周，其后减量为每天5支维持2周，其后减量为每天3支，定时吸食，维持1个月。1个月后，如无不适感，即可停吸。

在撤减过程中要注意观察戒烟者的反应，包括精神情况、健康情况、有无不适感及戒断综合征的一些症状，灵活调整减量的时机和具体减少的吸食量。通过以上推荐的这种戒烟方式完成戒烟，可有效减少戒烟过程中出现的一些不良反应，能够在一定程度上避免戒断综合征的发生，减少复吸。这一方法适用于无严重疾病的吸烟人群有规划地完成戒烟。而患有严重冠心病、心肌梗死、慢性阻塞性肺病及恶性肿瘤等重症、急症的患者，则需尽快完成戒烟，此方法并不适用。

三、酒与饮酒

（一）酒饮概述

酒，是以粮食（如米、麦、黍、高粱、青稞、豌豆等）和水果（如葡萄、梅等）为原料，经过发酵、蒸馏、陈化等酿造工序制得的液体饮品。中国是酒的故乡，也是酒文化的发源地，是世界上酿酒最早的国家之一。酒的酿造，在中国已有相当悠久的历史。因原料、酿造、加工、贮藏等条件不同，酒的种类极多，其成分差异较大。在制法上，酒可分为蒸馏酒（如高粱酒、烧酒等）与非蒸馏酒（如黄酒、红酒）两大类。

至近现代，随着我国与世界各国贸易交流逐渐频繁，商品流通愈加便利，在日常生活中所能接触到的酒饮品类也在不断增加。现在市场上可以经常接触到的酒类产品主要有啤酒、米酒、葡萄酒、白酒，还有一些其他品类，如果酒、配制酒等。但凡酒类均含乙醇，各种酒饮的制造工艺不同，以致各种酒饮在酒精含量上存在一定差异。

啤酒于20世纪初传入中国，属外来酒种，是以麦芽、啤酒花和水为主要原料，经酵母发酵酿制的含二氧化碳的低酒精度酒。啤酒的酒精含量一般为2.5%～6%，少数烈性啤酒的酒精含量可达8%～15%。

葡萄酒是由新鲜的葡萄或葡萄汁发酵酿制的酒饮。葡萄酒主要包括红葡萄酒和白葡萄酒，前者由红葡萄带皮浸渍发酵而成，后者由葡萄汁发酵而成，其酒精含量多为12%～16%。此外还有白兰地，是葡萄发酵后经蒸馏而制得，再经橡木桶贮存而成的高度酒，其酒精含量为40%～43%。

米酒包括中国传统的黄酒，日、韩等国家出产的清酒以及中国南方地区出产的米酒，是以稻米等为原料酿制成的粮食酒，其酒精含量多为10%～20%。

白酒是中国最具代表性的传统酒饮，多以粮食谷物为原料，经过发酵、蒸馏、陈化等工艺制取。低度白酒酒精含量为38%～45%，高度白酒的酒精含量多为53%，少数品类的酒精含量可达70%及以上。

威士忌酒是一种源自欧美国家的由大麦等谷物酿制的酒饮，在橡木桶中陈年后调配成的蒸馏酒，其酒精含量也多为40%～60%，近似于我国的白酒。

据《神农本草经》所载，酒起源于远古的神农时代。中医学认为酒是传统中药的重要品类之一，具有多种中医药学功效。如《名医别录》中谓"主行药势，杀百邪恶毒气"，《本草拾遗》中谓"通血脉，厚肠胃，润皮肤，散湿气"，《本草纲目》中也记载了"老酒，和血养气，暖胃辟寒。烧酒，消冷积寒气，燥湿痰，开郁结，止水泄。治霍乱，疟疾，噎膈，心腹冷痛，阴毒欲死，杀虫辟瘴，利小便，坚大便；洗赤目肿痛"。

虽然酒具有一定的中医药学功效，但在古代，中医学者已开始认识到饮酒的一些不良反应。如《名医别录》中即明确指出酒"味苦甘辛，大热，有毒"，《养生要集》中说"酒者，能益人，亦能损人。节其分剂而饮之，宣和百脉，消邪却冷也。若升量转久，饮之失度，体气使弱，精神侵昏。宜慎，无失节度"，《本草衍义补遗》中有"酒，《本草》止言其热而有毒，不言其湿中发热近于相火，大醉后振寒战栗者可见矣……其始也病浅，或呕吐，或自汗，或疼痒，或鼻齇，或自泄，或心脾痛，尚可散而出也；病深，或消渴，或内疽，为肺痿，为内痔，为鼓胀，为失明，为哮喘，为劳嗽，为癫痫，为难明之病，倘非具眼，未易处治，可不谨乎"，说明饮酒过度可导致多种不适症状和疾病的产生。

（二）饮酒利害之思辨

从中医学典籍中对酒饮功效的记述，结合我们在现实生活中的观察，可以归纳出饮酒具有活血化瘀、散寒暖胃、利尿等功效。中药学中也将酒的功效归纳为通血脉、御寒气、行药势，可用于治疗风寒痹痛、筋脉挛急、胸痹、心腹冷痛等。虽然饮酒具有一定功效，但现代研究认为饮酒对人体具有极大危害，其主要成分酒精（即乙醇），可导致200多种疾病和伤害的发生，包括酒精依赖、肝硬化、肿瘤和心血管疾病、精神疾病、肌肉和神经损害、代谢性疾病以及由暴力、交通事故和碰撞引起的损伤。过量饮酒会导致酒精中毒，即我们通常所说的醉酒。

酒精进入人体后，30%被胃吸收，70%在小肠上段被吸收，经血液运输到肝脏及其他组织器官。进入人体的酒精90%以上通过肝脏代谢：酒精进入肝细胞后，首先转变为乙醛，继而转变为乙酸，最后分解为二氧化碳和水排出体外。实际上，醉酒即是肝脏不能及时代谢过量酒精而导致的一系列机体器官功能异常的表现。过量饮酒后出现的症状主要涉及以下方面。

1. 神经系统：精神状态异常，头晕、头痛，昏睡，共济失调等。

2. 循环系统：心率加快，面部潮红或苍白等。

3. 消化系统：恶心、呕吐，上腹部不适或疼痛，腹泻等。

此外，部分人饮酒后出现发热、结膜充血、视物模糊、听力下降、肝区不适或疼痛，严重者可出现呼吸衰竭、休克、昏迷等。

下面，我们从酒的主要成分——酒精的药理学作用上来探讨饮酒的利弊。

对中枢神经系统，少量的乙醇可兴奋中枢神经，给人带来愉悦感，可能与刺激大脑内多巴胺等单胺类物质释放有关。而大量饮酒后，过量乙醇使大脑的自我抑制功能减弱，饮酒者丧失了由教育和经验而来的谦虚和自制，辨别力、记忆力、集中力、理解力亦减弱或消失，视力、听力也常出现障碍。

对循环系统，乙醇可以引起交感神经兴奋，刺激肾上腺髓质，释放肾上腺素，进而导致心率加快并可能诱发心律失常和心脑血管疾病。同时，乙醇可扩张皮肤血管，使皮肤发红而有滚烫感。

对消化系统，乙醇含量较低时，可增加胃液、胃酸分泌，并增加胃肠对营养物质的吸收，而高浓度（20%以上）的乙醇则会抑制胃液分泌，降低胃蛋白酶活性，40%以上的乙醇会对胃黏膜造成强烈刺激，故长期饮用高度酒者多患慢性胃炎。乙醇过量导致的恶心、呕吐，主要是由其在体内氧化的中间产物乙醛刺激呕吐中枢导致。

乙醇需通过肝脏代谢，乙醇及其代谢产物在代谢过程中会诱发肝脏直接或者间接的炎症反应，损害肝细胞，进而出现肝细胞坏死。此外，在肝细胞损害的前提下，脂肪也更容易堆积而无法被充分代谢，从而形成脂肪肝。血液中的脂质代谢紊乱也会进一步导致心脑血管疾病的发生、发展。

酒精在代谢过程中会产生乙醛和其他代谢产物，这些物质对人体内各器官均可造成细胞组织的炎症反应和损害，破坏细胞DNA，同时诱导细胞增殖而增加患癌概率。

嘌呤的代谢异常会增加尿酸的生成，进而导致高尿酸血症。乙醇也会影响嘌呤代谢以及嘌呤在血液中的溶解度。在肝脏损伤的基础上，影响尿酸在肝脏的代谢，加之对细胞组织DNA的破坏，造成DNA的构成物质嘌呤的水平升高，进而导致了高尿酸血症和痛风的发生。

饮酒具有活血化瘀、散寒暖胃、利尿、行药势等中医药学功效。从中医古籍文献中也有应用酒水共煎汤药治疗疾病的记载，如《金匮要略》中以栝楼薤白白酒汤治疗胸痹。目前市场上也有药酒这一类产品用于养生保健。药酒的应用，一方面增加了传统中药饮片中不溶于水而易溶于乙醇的部分有效成分的提取，增加了药物的整体有效成分含量。另一方面，乙醇具有兴奋神经，加速血液循环的作用，有助于快速发挥药效，即中药学中行药势的功效。

实际上，以乙醇作为溶媒对药物进行提取已被成熟应用于现代制药工艺中。但鉴于饮酒具有成瘾性、对人体损害的多样性和严重性，我们对过量饮酒和饮药酒仍不推荐。

（三）醉酒的防治

酒文化是中华民族文化传承的一部分，饮酒是我们在日常生活中常见的社交活动和习俗。在生活中，饮酒几乎是难以避免的，我们对饮酒应该保持肯定的态度和适度原则。

一方面，应做到尽量少喝酒、不喝酒，以茶代酒、以水代酒，无法避免时需保持适度原则，不过饮、不醉酒。另一方面，应保持良好的生活习惯和自我保护意识，在饮酒前和饮酒后采取一些适当的措施，预防醉酒并减少不良反应。下面我们来提供一些简单的饮酒前后的保护措施。

防治醉酒的基本原则在于延缓酒精的吸收，加速酒精及其衍生物的代谢，保护肝脏功能并减少酒精代谢过程中导致的多系统损害。

首先，忌空腹饮酒。饮酒前进食，胃中的食物能够延缓酒精的吸收，进而减轻肝脏因乙醇代谢而产生的负担，避免了短时间内乙醇过量造成的肝脏功能抑制。

高度的酒精本身就是一种用于消毒杀菌的医疗用品，我们可以想象，酒精进入人体的消化道，会直接对消化道的细胞，尤其是黏膜组织的细胞造成杀伤。所以，我们推荐在饮酒前饮用一些酸奶或牛奶，可以对消化道黏膜起到一定的保护作用。酸奶中含有的酵母菌也可以帮助消化，减轻饮酒导致的消化道症状。对于胃酸分泌过多的饮酒者，我们更推荐饮用牛奶，而对于乳糖不耐受的饮酒者，我们更推荐饮用酸奶。

在饮酒后我们推荐饮用一些果汁或蜂蜜。果汁或蜂蜜中含有糖分，可以为肝脏提供能量，加速肝脏对酒精的代谢，现代医学中也多采用静脉注射葡萄糖的方式治疗醉酒。除为肝脏提供能量外，也能加速乙醇在体内的氧化代谢过程。同时，果汁中含有的纤维素以及蜂蜜中含有的果糖等成分可以促进胃肠平滑肌蠕动，帮助消化。此外，酒后饮用果汁或蜂蜜也能预防酒后低血糖的发生。

如饮用的是中高度酒，如白酒或其他高度酒、红酒或黄酒，总液体摄入量不大，则可在酒后多饮水或饮用稀释的果汁、蜂蜜，以降低血液中酒精和代谢产物的浓度，起到稀释的作用，同时也能够促进血液循环，加速肝脏和其他脏器组织对酒精及其衍生物的代谢，并能够补充体液、增加排尿，也有利于从肾脏排泄部分酒精代谢产物。

也可以在饮酒前后使用一些解酒保肝产品。目前市场上已存在较多的解酒类保健产品，如葛根、葛花、枳椇子等提取物和牡蛎多糖、姜黄素、卵磷脂等单体成分以及上述成分的复合产品。但这些产品效果欠佳，解酒速度较慢，其作用机制多集中在保肝方面，缺乏对肝脏以外人体多系统的保护作用，醉酒症状改善并不明显。

对于醉酒的预防和治疗应当从肝脏保护、脑神经保护、心脏保护、胃肠道保护、抗氧化、解热、抗过敏等多角度入手，在保护肝脏、提高肝脏对酒精代谢速率的同时，注重神经系统、心血管系统以及消化系统的保护和修复。在降低酒精对肝脏损害的同时减少对其他系统的损害，并改善醉酒后的不适症状。以上论述，旨在为中医药防治醉酒类产品的生产研发提供思路。

综上所述，酒文化是中华民族传统文化的组成部分之一，是日常生活中常见的社交活动和习俗。虽然酒具有活血化瘀、散寒暖胃、利尿、行药势等中医药学功效，但鉴于饮酒的成瘾性、对人体损害的多样性和严重性，我们仍不主张、也不推荐饮酒。对于饮酒，我们应保持适度原则，不过量饮酒，不醉酒，不混饮，尽量减少饮酒对人体造成的危害。能饮低度酒，尽量不饮高度酒。

常见的酒饮产品中，因啤酒酒精含量更低，我们更推荐饮用啤酒，同时啤酒中富含维生素B族，对人体有益。但啤酒中含有较多二氧化碳，易致腹胀，消化不良者不宜饮用。其次，基于葡萄酒，尤其是红酒中含有的单宁、花青素等物质具有抗氧化作用等益处，我们也推荐少量饮用。

而白酒经蒸馏制得，多为高度酒，酒精浓度过高，会对消化道黏膜和肝细胞造成直接的杀伤和损害。此外，白酒因酒精浓度过高，饮入时肝脏代谢负担更重，更易醉酒，酒后发热、口渴等症状更明显，更易在饮用白酒后再饮用其他低度酒，造成混饮。混酒后酒精摄入总量加大，肝脏不能及时适应新摄入酒精的种类，负担加重，代谢更为缓慢，进而加重了醉酒。

从中医古籍文献中可以认识到，酒"味苦甘辛，大热，有毒"，即存在一定的毒副作用，自古对饮酒可导致多种疾病即有论述，现代医学研究也表明饮酒会造成多种疾病的发生、发展。在日常生活中，我们应当减少饮酒，保持适度原则。同时，要警示患有慢性疾病，如高血压、糖尿病、高尿酸血症、消化道疾病、肝脏疾病、肾脏疾病、心脑血管疾病、肿瘤等疾病的人群，不宜饮酒，宜忌酒。

四、茶与饮茶

（一）茶茗概述

茶，是一种源自我国的传统饮品，茶文化伴随着中华民族的文化传承也已有数千年之久。传说"神农尝百草，日遇七十二毒，得茶而解之"，"荼"即茶的古字。可见茶文化不仅是中国传统文化的重要组成部分，也是中医学的重要内容之一。下面我们主要从传统医学和现代医学的角度来说说茶与饮茶。

茶的种类繁多，在我国及世界多国均有分布，制作工艺上多有不同，但根据其发酵情况，可分为未发酵、轻发酵、半发酵、全发酵、后发酵五类，按其发酵程度可将常见的茶叶大体分为绿茶、白茶、黄茶、乌龙茶、红茶和黑茶。

我们暂不讨论各种茶饮制作的工艺和细节，而从影响其主要成分的发酵环节来区分：

绿茶完全不发酵，如龙井、碧螺春、普陀佛茶、竹叶青、云雾、瓜片等。

白茶发酵程度为5%～10%，如白毫银针、白牡丹等。

黄茶发酵程度为10%左右，如君山银针，均属轻发酵类。

乌龙茶的发酵程度差异性较大，发酵程度为20%～70%不等，如铁观音、武夷岩茶、凤凰单枞、冻顶乌龙等，属半发酵类。

红茶的发酵程度为95%～100%，如祁门红茶、滇红、锡兰红茶等，属全发酵茶。

黑茶的发酵程度约为80%，如普洱茶、安化黑茶、六堡茶等，属后发酵茶。

中医学早在《神农本草经》中便将茶归属于中草药范畴。茶，亦称茗，为山茶科植物茶的嫩芽、嫩叶。现代也多将品茶称为品茗，茶、茗同义。《千金要方》中认为茶"味苦、咸、酸，冷，无毒"，《唐本草》中也记载茶"味甘苦，微寒，无毒"，可见其作为食饮种类是较为安全的。《千金要方》谓之"令人有力，悦志"，《唐本草》称"主瘘疮，利小便，去痰热渴。主下气，消宿食"，《日用本草》称"除烦止渴，解腻清神"。但也有对饮茶不良反应的记载，如《本草拾遗》称"食之宜热，冷即聚痰。久食令人瘦，使不睡。"

（二）饮茶利弊之思辨

从中医学典籍中对茶的功效记载，结合我们在现实生活中的观察，可以归纳出饮茶具有一定的中医药学功效，包括提神醒脑，除烦渴、利小便，下气消食等。现代医学研究结果也表明，饮茶具有诸多益处，具有一定的保健作用，如：保护心脑血管、抗氧化、降低胆固醇、提高免疫力、减肥等。

茶叶中含有嘌呤类生物碱，以咖啡碱（咖啡因）为主，含量为1%～5%，并含微量茶碱。同时，茶叶中的鞣质含量为3%～13%。下面，我们从茶的主要成分咖啡碱、茶碱和鞣质的药理学作用上来探讨饮茶的利弊。

在上述茶叶的分类中我们可以注意到，发酵工艺在各类茶的制作中均占有重要地位。在化学成分上，茶叶经过发酵后，游离的咖啡碱含量比例增加，而鞣质的含量减少。绿茶中缩合鞣质的含量为10%～24%，红茶经发酵后，鞣质含量减少，约占6%。

对中枢神经系统，咖啡因能起到兴奋作用，提神醒脑，消除疲劳，但过量则会引起失眠、心悸、头痛等。

对循环系统，咖啡因、茶碱可兴奋心脏，扩张冠脉，可改善心肌供血和心脏功能，还具有扩张周围血管的作用，但过量可能引起心动过速、心律失常。

对平滑肌的作用方面，茶碱能松弛支气管平滑肌，现代医学中多使用茶碱类药物止咳平喘。

对消化系统，咖啡因能增强胃液分泌，帮助消化，促进食欲，但从现代医学角度来看，饮浓茶是慢性胃炎的重要致病因素之一，故慢性胃炎、消化性溃疡的患者不宜多饮。茶叶中所含的鞣质具有收敛消化道黏膜的作用，可用于止泻，但长期或过量饮用可能引起排便不畅和便秘。

对泌尿系统，咖啡因和茶碱能抑制肾小管的重吸收，具有一定利尿作用。

基于咖啡因和茶碱的神经兴奋作用，饮茶能够增加机体的代谢速率，辅助减肥。

茶叶中所含鞣质由儿茶素与没食子酸酯混合而成，具有维生素P样活性，能够抗炎，减少炎性渗出。

茶叶中还含有部分维生素C，可抗氧化，增强免疫。

综上所述，我们对于饮茶的态度是支持的，饮茶对人体具有良好的保健作用，其中包括了中医学中提神醒脑，除烦渴、利小便，下气消食等方面，也包括了在现代医学和中药药理学层面的兴奋中枢神经、改善血液循环、松弛支气管平滑肌、促进胃液分泌、收敛、利尿、抗氧化、抗炎、增强免疫等作用，能够提神、抗疲劳、改善心肺功能、助消化、调节免疫、利尿、减肥等。

但也要注意，饮茶不宜过多、过浓，过量饮用也会导致一些副作用，包括失眠、心动过速、心律失常、慢性胃炎、便秘等。此外，缺铁性贫血补铁时也不建议饮茶，会影响铁的吸收。未成年人尽量减少饮茶，以减少对神经和内分泌系统的刺激，避免对生长发育造成不良影响。

最后，我们从发酵程度上，以红茶和绿茶为例进行分析。茶经过发酵后，咖啡碱含量比例增加，而鞣质含量减少。红茶和绿茶在化学成分上相比，红茶含有更多的咖啡碱，而绿茶含有更多的鞣质。

红茶兴奋神经、改善循环、加速代谢、利尿、促进胃液助消化等作用较绿茶更强，而绿茶收敛肠胃作用更为突出。同时，鞣质分解后的成分具有更强的抗炎、抗渗出功效。因此，在日常生活中，我们常听说，绿茶清热，更宜春夏饮用，因其收敛、抗炎功效更盛。红茶散寒暖胃，秋冬季更宜饮，因其提神、抗疲劳、益循环、助消化功效更强。

但在生活中，因为个体的差异性，每个人对咖啡碱、茶碱、鞣质这些成分的敏感度各不相同，个体对上述的药效学反应也具有较大差异。在饮茶的选择上，从经验来看，睡眠稍差或者心律异常人群不宜饮红茶，而因鞣质的收敛作用，便秘、反酸的人群不宜选择绿茶。

根据发酵程度，其他轻发酵茶，如白茶、黄茶功效更近似于绿茶。

后发酵茶，如黑茶、普洱的功效则更近似红茶。半发酵茶，如乌龙茶，介于两者之间，相对绿茶、红茶更为平和。在选饮方面，具有更广阔的空间。

但原则上来说，患有睡眠障碍、心律失常、慢性胃炎、消化道溃疡、便秘及缺铁性贫血人群皆不宜饮茶，如需饮用，建议在专业医师指导下适量饮用。

五、烟、酒、茶之新识

烟、酒、茶，此三物，有共性，也有个性。共性在于三者均可兴奋神经。从化学成分来看，烟的主要成分尼古丁、酒的主要成分乙醇和茶的主要成分咖啡因，三者均具有兴奋中枢神经的作用，均可用于抗疲劳。

但尼古丁和乙醇能够通过增加脑内的单胺类物质分泌（如多巴胺等），使人产生欣快感，具有一定的成瘾性。

尼古丁、乙醇和咖啡因均可兴奋心脏，加快心率，增加心搏输出量。

乙醇和咖啡因还具有利尿作用。

吸烟过程中产生的少量烟焦油会对胃肠道产生刺激，增强消化液分泌和胃肠蠕动，帮助消化。少量酒精和咖啡因也能够促进胃液分泌，进而增进食欲、促进消化。

从中医学角度来看，三者皆具有温或热的性质，善于兴奋、推动、促进，具有中医学"阳"的性质特征，均为"扶阳"之物。

在古时，由于气候条件偏于寒冷，人们御寒的手段有限，加之饮食上营养不足，人群普遍"阳气"偏弱，故烟、酒、茶饮在当时确为有益良品，故能传承千年而不衰。而当今时代，物质条件丰富，烟、酒、茶饮往往被过度享用。当前，我国饮食热量普遍偏高，全球气候变暖，加之烟、酒、茶饮过度，势必造成邪热内生，变生多病（如高血压、糖尿病、心脑血管疾病、消化道炎症及溃疡等），而大多喜好烟、酒、茶的人群皆有内热表现。

从笔者的一些体会来看，三者皆为助阳之品，而非益气生阳之物。烟、酒、茶能够激发阳气，使之振奋，但过度则使之亏虚。如过量吸烟则头痛、失眠而疲倦，过度饮酒后宿醉、晕眩而萎靡，过度饮茶后眩晕、心悸而无力，这些都是阳气被过度激发后造成损耗的结果。

《素问》中曾有这样的论述："壮火之气衰，少火之气壮；壮火食气，气食少火；壮火散气，少火生气。"用以描述烟、酒、茶饮的适度享用颇为贴切：过度激发则成壮火，壮火食气、散气则气衰，少量适度则为少火，少火生气则气壮。所以，不论烟、酒、茶饮，皆应适度。

基于上述多节论述，我们对于吸烟和饮酒并不推荐，而对于无可避免的酒文化，我们更推荐饮用低度酒。对于饮茶，我们也不建议过量、过浓饮用，可以根据个体情况适宜饮用。

下 篇

实例探讨

第十章
"正""邪"兼顾治疗慢性肾衰竭

　　"正邪"关系和"阴阳"关系，是传统医学在诊疗中所需面对的首要辨识问题。当我们面对病例时，首先要判断机体的阴阳盛衰和虚实平衡，而虚实的本质则在于机体所处的"正邪"状态。相应地，在诊断、辨证确立后，我们就需要"调整阴阳、以平为期""实则泻之、虚则补之"来平衡阴阳和虚实（正邪）状态。

　　近年来，慢性肾脏病的发病率持续上升，慢性肾脏病最终发展为慢性肾衰竭，将对公众健康及社会经济产生巨大影响。慢性肾衰竭的实质是一种机体所处的疾病状态，而并非疾病成因，多由慢性肾脏病逐渐发展演化而来。在慢性肾脏病的病程中，机体多处于虚实错杂状态，邪盛则正衰，邪气不除，正气渐虚，肾脏实质受损，最终演变为慢性肾衰竭。在慢性肾衰竭的状态下，机体正虚与邪实并存，虚实错杂，治疗难度大。

　　现代医学对慢性肾衰竭多采用积极治疗原发病、避免和纠正慢性肾衰竭进展的危险因素等方式，目前尚缺乏切实有效的治疗方法，大多数患者肾功能进行性减退，最终走向肾脏替代治疗。中医药在治疗慢性肾衰竭、延缓肾功能减退进展、改善临床症状等方面具有明显优势。

传统医学文献中并无慢性肾衰竭病名，根据其临床表现多归属于"关格""癃闭""溺毒""水肿"等范畴。传统医学多采用辨证论治的方式给予相应方剂辨证治疗。慢性肾衰竭以肾脏虚损为本，湿、热、毒、瘀为标，属典型虚实错杂性疾病。在其辨证论治过程中，多"扶正""祛邪"并用。在此，以笔者对慢性肾衰竭的中医治疗研究为例，谈谈肾衰治疗中的补虚与泻实，即扶正与祛邪。

一、参芪地黄汤治疗慢性肾衰竭的探索

参芪地黄汤为"峻补气血之剂"，出自《沈氏尊生书》："大肠痈，溃后疼痛过甚，淋沥不已，则为气血大亏，须用峻补，宜参芪地黄汤……小肠痈，溃后疼痛淋沥不已，必见诸虚证，宜参芪地黄汤。"参芪地黄汤在六味地黄汤的基础上去泽泻，加补益药物而成，方用黄芪、人参、山萸肉、熟地黄、山药、茯苓、牡丹皮、生姜、大枣。在补肾阴的同时加强了益气健脾之功，构成了益气补脾滋肾，脾肾同补先后天兼顾之剂，并在扶正为主的同时兼顾祛邪，补中兼泻，使邪气不至于流连，拓展了六味地黄汤的应用。

在慢性肾衰竭患者的正虚证候中，气阴两虚为常见的辨证分型（症见：腰膝酸软，倦怠乏力，口干咽燥，五心烦热，夜尿清长，舌淡有齿痕，脉沉细）。参芪地黄汤是临床治疗慢性肾衰竭的经典方剂，在临床中应用参芪地黄汤治疗慢性肾衰竭气阴两虚证非透析患者，具有一定疗效。

2017年4月至10月，笔者对应用参芪地黄汤加减治疗的40例慢性肾衰竭气阴两虚证非透析患者进行了临床观察。其中男19例，女21例，年龄22～84岁，平均63.05±15.88岁，血肌酐为305.10±203.39μmol/L，白蛋白为39.35±5.77g/L。原发病为慢性肾炎7例，膜性肾病1例，IgA肾病3例，过敏性紫癜性肾炎1例，慢性间质性肾炎4例，2型糖尿病肾病7例，高血压性肾损害8例，痛风性肾病1例，不明原因8例。

中医治疗给予参芪地黄汤加减：生黄芪30g、太子参10～15g、生地黄15～30g、山萸肉10～15g、茯苓15～30g、炒白术15g、牡丹皮15g、熟大黄6～15g。兼有湿热证者加黄连6g、竹茹10g、陈皮6g、姜半夏6～10g。兼有血瘀证者，加当归15g、赤芍15g、丹参30g。浓煎，日1剂，早晚分服。

西医基础治疗包括：饮食疗法，控制血压，纠正肾性贫血，纠正钙磷代谢异常、水电解质紊乱、酸碱平衡失调等。14日为1疗程，治疗1～2个疗程。

治疗后患者尿素氮40.2±19.2mg/dL较治疗前48.6±25.4mg/dL下降，血肌酐291.72±194.26μmol/L较治疗前305.10±203.39μmol/L下降，估算肾小球滤过率28.4±21.6mL/min较治疗前25.9±19.4mL/min上升，肾功能得到一定程度改善。中医证候疗效率：临床控制15例（37.5%），显效10例（25%），有效13例（32.5%），无效2例（5%），疗效良好。

在对气阴两虚型慢性肾衰竭患者的治疗中，应用参芪地黄汤以益气养阴扶正为主，针对湿热、血瘀等邪实因素，应用清热祛湿、活血化瘀等祛邪之法，可获良效。

　　进一步，笔者对中医学补肾之法的实质进行了思考，何为补益肾气/肾阳？为何古人有"左肾为肾，右肾为命门""命门之火为肾阳""君火为命门之火"的观点？命门对应了现代医学中的哪些概念？结合中医学中"命门"的特点，可以认为命门应涵盖现代医学中肾上腺的功能，具有调控肾上腺激素的作用，传统益肾方剂应具备调控肾上腺功能的功效。

　　下丘脑—垂体—肾上腺轴是人体内神经—内分泌系统的重要组成部分，是由下丘脑、垂体、肾上腺所构成的内分泌调节轴，在应激、炎症、免疫应答等过程中发挥着重要的调节作用。肾上腺糖皮质激素由肾上腺皮质束状带分泌，受促肾上腺皮质激素调节。促肾上腺皮质激素由垂体前叶分泌，受下丘脑促肾上腺皮质激素释放因子调控，具有促进肾上腺皮质发育、调控肾上腺皮质机能的作用。

　　肾上腺糖皮质激素具有快速、强大而非特异性的抗炎作用。炎症初期，能够抑制毛细血管扩张，减少渗出，减轻水肿，抑制白细胞浸润与吞噬，进而减轻炎症症状。炎症后期，能够抑制毛细血管、纤维母细胞增生，延缓肉芽组织形成，减轻疤痕、粘连等后遗症。糖皮质激素可以诱导抗炎因子并抑制炎症因子，从而发挥抗炎作用。

　　对慢性肾衰竭患者应用参芪地黄汤治疗前后的晨起促肾上腺皮质激素、皮质醇进行测定，发现慢性肾衰竭气阴两虚证患者经参芪地黄汤治疗后，晨起促肾上腺皮质激素10.2 ± 4.1pmol/L较治疗前7.2 ± 5.2pmol/L明显升高，晨起皮质醇702.6 ± 208.1nmol/L较治疗前573.5 ± 233.8nmol/L明显升高，下丘脑—垂体—肾上腺轴功能增强。

　　应用参芪地黄汤治疗慢性肾衰竭患者，肾功能较前恢复，是中医学中"扶正"的具体显现,而通过应用参芪地黄汤,慢性肾衰竭患者下丘脑—垂体—肾上腺轴功能增强,体现出抗炎效应,是中医学中"祛邪"的科学表现。补益肾气的实质不仅在于补肾,同样也具有"益命门"之效,而通过补肾之法,在益肾的同时调控"命门"之机(肾上腺功能)兼以祛邪,也是"扶正"以"祛邪"的具体体现。以上研究结果从科学角度证实了参芪地黄汤有效治疗慢性肾衰竭的同时,可调节内分泌—免疫平衡,使"扶正""祛邪"并举。

二、益气升阳散火法治疗慢性肾衰竭的探索

"阴火学说"是李东垣"脾胃内伤"学术思想的重要组成部分,"阴火"多集中表述在《脾胃论》《内外伤辨惑论》两部著作中。如:"心火者,阴火也……相火,下焦包络之火,元气之贼也。火与元气不两立,一胜则一负""泻阴火以诸风药升发阳气"等。在对"阴火"的认识上,李东垣认为"阴火"属内伤发热,而"阳火"属外感发热。

"阴火"的病因与外感六淫、饮食起居、七情内伤有关。病机主要在于元气不足,气火之间的关系失衡,进而脾胃气虚,阴火以乘。谷气下流,肾之阴火上冲。营气虚少,心、肝、肺之阴火内生。其病机涉及五脏,而以"脾胃受损、阴火内盛"为核心。治疗上,李东垣提出了"惟当以甘温之剂""甘寒以泻其火则愈""温能除大热,大忌苦寒之药,损其脾胃""泻阴火以诸风药升发阳气"等观点,以风药升阳气,令火出阴分,以辛甘温之剂,令火散出阳分,并提出"补中气、升清

阳、泻阴火"的"阴火"治法。

从对"阴火"认识和治法等方面来看，"阴火"是机体虚实错杂、正邪失衡的复杂表现之一，在其治法上需"扶正""祛邪"并举，具有一定的特殊性。

临床上，除气阴两虚外，（脾肾）气虚兼内热证（症见：乏力，腹胀，纳呆，腰酸，咽干、痛，烦热、口渴，小便赤数或涩痛，大便干结等）也是慢性肾衰竭的主要证候之一。"阴火"的病机为元气不足，气火之间关系失衡，而以"脾胃受损、阴火内盛"为其核心。从本质上来看，慢性肾衰竭（脾肾）气虚兼内热证与"阴火"元气不足，气火关系失调，与阴火内盛的病机特点具有高度的相似性。根据这一病机特点，慢性肾衰竭（脾肾）气虚兼内热证可借鉴"补中气、升清阳、泻阴火"的治法。在慢性肾脏病的临床诊疗中发现，应用益气升阳散火法治疗慢性肾衰竭（脾肾）气虚兼内热证的患者，疗效良好。

笔者对2018年3月至2019年12月应用益气升阳散火法为主治疗慢性肾衰竭（脾肾）气虚兼内热证的非透析患者的临床资料进行了回顾性分析，共纳入符合标准者22例（男12，女10），年龄58.0±17.6岁，病程36.78±58.06月，其中慢性间质性肾炎6例，高血压肾损害2例，造影剂肾病1例，多囊肾1例，慢性肾炎8例，2型糖尿病肾病1例，痛风性肾病3例。治疗前尿素氮159±89mg/L，血肌酐238.68±158.94μmol/L，估算肾小球滤过率31.4±16.3mL/（min×1.73 m²），血清白蛋白41.7±5.2g/L，24小时尿蛋白定量1.01±0.78g，中医证候积分15.4±4.5分。

纳入标准包括：（1）符合慢性肾衰竭的诊断标准；（2）符合脾肾气虚兼内热证的诊断标准；（3）24小时尿蛋白定量＜3g；（4）尿量在

1000 mL/日以上，无明显水肿，且未使用利尿剂；（5）有效控制感染、电解质紊乱、高血压、酸中毒、贫血等；（6）纳入前3个月内及治疗过程中未使用激素及免疫抑制剂；（7）治疗过程中未使用可能造成肾损害加重的西药；（8）未行肾脏替代治疗；（9）随访6个月以上。

排除标准包括：（1）24小时尿蛋白定量≥3 g；（2）尿量少于1000 mL/日，或应用利尿剂治疗；（3）纳入前3个月和治疗中使用激素、免疫抑制剂；（4）治疗过程中使用可能造成肾损害加重的西药；（5）治疗前开始肾脏替代治疗；（6）严重精神疾患或严重心、脑血管、肝脏疾病及血液病，恶性肿瘤患者或有恶性肿瘤病史者；（7）妊娠、哺乳期妇女；（8）有传染性疾病，如乙肝、丙肝等；（9）随访时间少于6个月。

中医治疗以益气升阳散火为法，自拟方：太子参、生黄芪、葛根、柴胡、菊花、白芍、熟大黄等。日1剂，浓煎100mL，早晚餐后分服。

基础性治疗：低盐低脂优质蛋白饮食，控制血压、血脂、血糖等以及对症处理（包括控制感染、纠正酸中毒、电解质紊乱、贫血等）。

治疗6个月后，血肌酐由治疗前238.68±158.94μmol/L下降至158.94±114.79μmol/L，尿素氮由治疗前159±89mg/L下降至105±79mg/L，估算肾小球滤过率由治疗前31.4±16.3mL/（min×1.73 m²）上升至46.3±21.4mL/（min×1.73 m²），中医证候积分由治疗前15.4±4.5分下降至7.8±2.8分。

治疗12月后，血肌酐下降至158.94±123.62μmol/L，尿素氮下降至102±71mg/L，估算肾小球滤过率上升至48.2±22.9mL/（min×1.73 m²），中医证候积分下降至6.7±3.8分。

治疗6个月、12个月后，血肌酐、中医证候积分较治疗前均显著下降（$P<0.05$），估算肾小球滤过率较治疗前显著升高（$P<0.05$），治疗12个月后，尿素氮较治疗前显著下降（$P<0.05$），总有效率达86.4%，疗程中未见不良反应。

中医治疗上，以益气升阳散火为法，自拟方中以太子参益气健脾，黄芪益气升阳，两药相配，益气固本。葛根升阳解热，柴胡升阳解郁，菊花疏风清热，与黄芪共用以升阳散火。大黄泻热通腑、解毒逐瘀以降火，白芍敛阴和营防内热伤及营阴。益气升阳散火法"扶正""祛邪"兼顾，治疗慢性肾衰竭（脾肾）气虚兼内热证疗效良好。

三、从新释"精气"看慢性肾衰竭

在传统医学中，"精气"学说认为，"精气"是人体生命的本原，机体的脏腑形体官窍由"精"化生，机体的各种功能和生命活动由"气"调控。"精"是脏腑机能活动的物质基础，"气"是推动和调控脏腑生理机能的动力。

结合传统医学中"精""气"的概念和内涵，从现代科技和现代医学的微观视角，可以认为由DNA所主导构成的细胞核和线粒体的功能和作用，与活力强、运行不息、维持人体生命活动——"气"的内涵以及推进、温煦、兴奋——"阳"的性质更为近似。而除核酸以外，细胞构成所需的其他营养性物质，如水和无机盐（离子）、蛋白质、糖、脂类等，与构成人体和维持人体生命活动的有形精微物质——"精"的内涵以及凝聚、滋润——"阴"的性质更为近似。

慢性肾脏病导致慢性肾衰竭的实质在于：在慢性肾脏病的病程中，邪盛则正渐衰，邪气不除，正气渐虚，肾脏实质受损，肾脏固有细胞损坏（精、气俱损），肾脏细胞和组织逐渐丧失功能，最终演变为慢性肾衰竭。基于以上认识，笔者从补益"精气"角度，扶正为主兼顾祛邪治疗慢性肾衰竭患者，也取得一定疗效。

病例1 某男，60岁，主因"血肌酐升高1年，乏力1天"于2022年7月22日来诊。1年前体检发现血肌酐水平升高达300μmol/L，其余检查结果不详，就诊于外地医院，给予羟苯磺酸钙、百令胶囊等药物治疗，自诉血肌酐水平降低，具体不详。1天前患者无明显诱因出现乏力，复查血肌酐升高达449.4μmol/L，血红蛋白98g/L。刻下症见：乏力明显，双下肢轻度水肿，纳差，眠可，二便尚可。舌淡苔白腻，脉细。既往体健。查体：精神弱，形体偏瘦，双下肢轻度指凹性水肿。辅助检查有2022年7月22日生化：血肌酐449.4μmol/L，白蛋白36.1g/L，血钾5.33mmol/L；血常规：血红蛋白98g/L；尿常规：尿蛋白+++，尿潜血+-；估算肾小球滤过率11.647mL/（min×1.73m²）。

中医诊断：关格（虚损期），精气虚损；西医诊断：慢性肾衰竭，肾性贫血。

治疗方面，以补益精气、清热祛湿为法。处方：生黄芪、太子参、枸杞子、五味子、玉竹、文冠木、瞿麦等，浓煎100mL，日1剂，早晚分服。以黄芪、太子参益气，玉竹、枸杞子、五味子养阴益精，文冠木、瞿麦清热祛湿。

2022年8有26日复诊，患者体力如常，双下肢无水肿，纳、眠、二便可。复查生化：血肌酐347.4μmol/L，白蛋白41.6g/L，血钾5.04mmol/L；血常规：血红蛋白110g/L；尿常规：尿蛋白++，尿潜血+。经治疗，患者乏力、纳差均明显好转，估算肾小球滤过率由11.647mL/（min×1.73m²）上升至15.9mL/（min×1.73m²），疗效满意。

病例2 某男，74岁，主因"血肌酐升高6月"于2023年8月9日来诊。6月前体检发现血肌酐水平升高达180μmol/L，未予重视。2023年6月27日于某西医医院复查：血肌酐416.1μmol/L，白蛋白37.8g/L，尿蛋白+，泌尿系B超示双肾体积小、右肾多发结石，给予降压、纠正贫血等对症治疗。刻下症见：乏力，双下肢轻度水肿，纳差，眠可，大便不畅，小便尚可。舌淡苔白腻，脉细。既往高血压、甲状腺功能减退病史。查体：精神弱，形体消瘦，双下肢轻度指凹性水肿。

中医诊断：关格（虚损期），精气虚损；西医诊断：（1）慢性肾衰竭，（2）高血压，（3）甲状腺功能减退。

治疗方面，以补益精气、清热祛湿为法。处方：生黄芪、枸杞子、五味子、天麻等，浓煎100mL，日1剂，早晚分服。以黄芪益气，枸杞子、五味子养阴益精，天麻益阴潜阳。

2023年9月11日复诊，患者乏力好转，双下肢无水肿，纳、眠、二便可。复查生化：血肌酐213.9μmol/L，白蛋白39.7g/L，估算肾小球滤过率由11.586mL/（min×1.73m²）上升至25.901mL/（min×1.73m²），疗效满意。

综上所述，慢性肾衰竭是"虚实夹杂"疾病的典型代表。肾衰是一种疾病状态，而不是疾病的本质，其关键在于何种原因导致了肾功能的损伤？从病程来说，肾脏疾病发展为慢性肾衰竭是一个"虚实错杂""因实致虚"的过程，但是目前的主要矛盾在于肾衰，在于"虚"的一面。而同时也要注意的是，病因的持续化尚未被阻断，病因多为"实邪"，其"实"的一面可能仍然持续存在。在保肾治疗的同时也应针对病因进行治疗，阻断病因对于肾脏持续损害的控制更为重要，即为中医学中所说的"扶正"与"祛邪"并举。

"虚实"是中医学"八纲辨证"中的重要环节，是认识疾病、治疗疾病的关键所在。慢性肾衰竭是现代医学中的疑难问题，中医学在该病的治疗中具有独特优势，希望以慢性肾衰竭这一"虚实夹杂"典型疾病为代表，为广大同道验证解释"扶正"和"祛邪"的效用。对于虚损性疾病，我们要思考其成因，不要一味"补虚扶正"，也要注意其"实邪伤正"的一面，"扶正"和"祛邪"要有所侧重。

第十一章
多维论治特发性膜性肾病

整体观和辨证论治是中医学的两大基本特点。在辨证论治的诸多形式中，脏腑辨证对内伤疾病、慢性疾病具有无可替代的优势。从整体观的角度来看，人体内的各脏腑构成了统一的整体系统，各脏腑之间相互联系、相互影响。在临床辨治疾病的过程中，我们也经常遇到多脏同病、多脏合病的情况。从多角度、多层次、多方面同时着手认识和辨治疾病的方法，即"多维论治"，是临床中一种常用的中医诊疗方法，也是脏腑辨证的一种延伸。

肾脏属于人体内脏，居于人体之中，并不与外界直接连通，需经过其他系统与外界相连。因此，笔者构想一种假设——"肾脏之病本不在肾"。以"三因"学说为基础，并结合对慢性肾脏病的病因认识，似乎"外感六淫""饮食不节"更易诱发并加速慢性肾脏病的发生和发展。从近年对特发性膜性肾病的科学研究成果来看，由呼吸道、胃肠道诱发免疫反应，进而损伤肾脏的科学证据逐步被充实。因此，笔者提出"多维论治"慢性肾脏病的构想——"治肾而非独治肾"，其实质是在结合现代医学研究成果的基础上，将病因治疗和精确辨证论治相结合的一种诊疗方式。

特发性膜性肾病多以肾病综合征（大量蛋白尿、低蛋白血症、水肿、高脂血症）为临床表现，为原发性肾小球疾病的常见病理类型之一，其发病率逐年上升。其治疗方案以激素联合免疫抑制剂或利妥昔单抗等生物制剂为主，虽然具有一定临床缓解率，但存在复发率较高、部分患者不耐受、并发症较多等问题，常导致患者反复住院，甚至危及生命。中医学多将特发性膜性肾病归属于"水肿""水气病"等范畴。近年来，中医药在特发性膜性肾病的治疗中显示出一定优势，笔者在多维度论治特发性膜性肾病上也取得了一定的临床疗效。

"脾肾相关"。《景岳全书》中说"以精气言，则肾精之化，因于脾胃；以水火而言，则土中阳气，根于命门""凡先天之有不足者，但得后天培养之力，则补天之功亦可居其强半"，并提出"肾为先天之本，脾为后天之本"，认为脾肾并重，且脾肾二脏相互滋生。脾肾气（阳）虚是特发性膜性肾病的基本病机，提倡从健脾益肾角度论治特发性膜性肾病的医家颇多，脾肾同治几近成为特发性膜性肾病的辨治共识。

"肺肾相关"。《灵枢》中说"肾上连肺""肾足少阴之脉……其直者，从肾上贯肝膈，入肺中。循喉咙，挟舌本"，肺肾两脏通过经脉相连。在五行学说中，肺属金，肾属水，金生水。生理功能上，肺主宣发肃降，输布津液，肾主气化，使水液下输膀胱，肺肾同调水液代谢。如《素问》说"饮入于胃……上归于肺，通调水道，下输膀胱"。肺主气，司呼吸，肾主纳气，肺肾共同调节呼吸功能，如《类证治裁》中说"肺为气之主，肾为气之根。"

现代科学研究也证实了，特发性膜性肾病的特异性抗原——抗M

型磷脂酶A2受体（PLA2R）抗体和1型血小板反应蛋白7A域自身抗原（THSD7A）能诱发IgG4主导的体液免疫反应，导致特发性膜性肾病，而这两种抗原也存在于肺组织中。环境的污染，如高浓度细颗粒物（PM2.5）会增加特发性膜性肾病的发病风险。空气污染可能导致呼吸道内炎性因子增加，诱发自身免疫反应，诱导特发性膜性肾病的致病抗原、抗体产生，进入血液循环，进一步导致肾脏损伤。

"脾、肠、肾相关"。脾主运化水谷精微，与胃肠消化、吸收、转输、排泄等功能密切相关。脾胃虚弱可影响肠道传导，而致泄泻。《素问》说"脾病者，身重，善肌肉痿，足不收行，善瘛，脚下痛；虚则腹满肠鸣，飧泄，食不化"。肾开窍于二阴，司二便。粪便的排泄依赖于大、小肠的功能，小肠泌别清浊、大肠传化糟粕，需依靠肾中阴阳的温煦和滋养。《景岳全书》说"盖肾为胃关，开窍于二阴，所以二便之开闭，皆肾脏之所主，今肾中阳气不足，则命门火衰……即令人洞泄不止"。且肾主水，可调节津液代谢，大肠主津、小肠主液与津液代谢密切相关。脾、肠、肾三脏在饮食传导、津液代谢等方面具有生理和病理上的密切联系。

现代医学认为肠道菌群失调与多种免疫介导性疾病有关，包括特发性膜性肾病。慢性肾脏病患者存在肠道微生态紊乱，其表现为益生菌减少及条件致病菌增多，失调的肠道菌群会造成肠道上皮屏障损伤与破坏。肠道黏膜免疫系统由肠道相关淋巴组织构成，肠道结构改变会激活肠道黏膜免疫，从而诱发全身性微炎症反应，加重肾损伤。笔者在临床研究中也发现，相对于健康人，特发性膜性肾病患者存在肠道菌群功能紊乱。

"肺与大肠相表里"。《灵枢》曰"肺手太阴之脉……下络大肠……上膈属肺……，大肠手阳明之脉……络肺""手阳明太阴为表里"，故肺与大肠为经络络属表里关系，二者相辅相成。《素问》曰"清阳出上窍，浊阴出下窍"。肺主气，大肠的传导依赖于气的调节，肺之宣发肃降功能正常，气机升降有序，肺气、津液方能够下达，大肠的传导功能才能够正常发挥，大肠传导顺畅，肺气才能正常肃降而呼吸调匀。

肺与回、结肠在胚胎时期同源产生，其黏膜的上皮细胞均来自内胚层，并通过淋巴系统发生联系。黏膜发生免疫应答时可通过传变形式，使其他区域黏膜产生不同程度的相同免疫应答。现代医学研究结果也证实了肺和大肠之间可通过黏膜产生免疫上的同步化反应。

以现代医学角度来看，从脾、肺、肾、肠的多维度论治特发性膜性肾病，实质上也涵盖了以下方面的机理：

其一，特发性膜性肾病的特异性抗原PLA2R和THSD7A可同时在肺、肾组织中表达，空气污染会导致呼吸道内炎性因子增加，诱发自身免疫反应，诱导特发性膜性肾病的致病抗原、抗体产生。从肺论治，抑制呼吸道内炎症状态，恢复肺部免疫平衡有利于减少特发性膜性肾病的致病抗原、抗体，从"肺肾相关"角度保护肾脏。

其二，特发性膜性肾病患者存在肠道菌群紊乱，失调的肠道菌群会造成肠道上皮屏障损伤与破坏，进而激活肠道黏膜免疫，诱发全身性微炎症反应，加重肾损伤。消化功能紊乱会影响肠道菌群，从脾、肠论治，能够改善特发性膜性肾病肠道菌群，调节肠道免疫，从"肠肾相关"角度，减轻肾脏损伤。

其三，肺与肠的黏膜上皮细胞均来自内胚层，并通过淋巴系统相联系，并可通过黏膜免疫应答的传变方式形成免疫的同步化。"肺与大肠相表里"，从肺论治，能够通过改善肠道免疫，调节肠肾关系，保护肾脏。从肠论治，也会影响肺的功能、状态，并调节黏膜免疫失衡，调节肺肾关系，保护肾脏。

综上所述，从多角度、多靶点论治的复合疗法是中医药有效治疗多种疾病的优势所在。在慢性肾脏病的辨治诊疗中，笔者认为"肾之病本非在肾"，故"治肾而非独治肾"。特发性膜性肾病从脾、肺、肠、肾多角度相结合的"多维论治"是其取效之根本。

对于慢性疾病，我们既要抓主要矛盾，也应该具有全局意识和整体观念，同时重视细节，从多角度、多层次、多方面认知和辨治疾病。将现代医学和传统医学的认知相结合，将病因治疗和精确辨证论治相结合，不断探索、不断研究、不断进步，逐步构建慢性肾脏病"多维论治"的诊疗模型，以期为慢性疾病的辨治诊疗提供更为广阔的思路。

第十二章
从"标本缓急"看呕吐的治疗

中医从来都不是慢郎中，对某些疾病也有其独到之处，尤其是对现代医学中的某些医疗难题。在对发热的治疗上，中医药也体现出了良好的疗效，并不亚于现代医学的规范化治疗。

同样，对于呕吐一症，传统医学亦具优势。"标本缓急"是中医药辨治疾病过程中的重要辨析环节。急则治其标，缓则治其本，不甚急迫则可标本同治。在本篇中，笔者将分析一些治疗急性呕吐的案例，并提供一些治疗呕吐的方法，希望为中医药治疗急症提供一些思路，并为"标本缓急"的理解和应用提供参考。

一、黄连温胆汤治疗慢性肾脏病呕吐

病例 某男，27岁，主因"间断性水肿8年，呕吐1天"于2016年3月29日来诊。2008年于国外工作期间无明显诱因出现颜面及双下肢水肿，并伴有呕吐、腹泻，就诊于当地公立医院，行肾脏穿刺活检，诊断为IgA肾病，给予甲泼尼龙32mg/d口服治疗后病情好转出院。出院后自行缓慢撤减激素至停药，未规律监测尿蛋白水平。2010年因水肿复发并伴有呕吐、腹泻就诊于当地医院，查尿蛋白+++，给予醋酸泼尼松40mg/d口服，8周后尿蛋白转阴，缓慢撤减激素至10mg/d维持。2015年10月因乏力就诊于当地医院，查尿蛋白+++，潜血+，调整泼尼松用量为20mg/d，并给予中药汤剂口服治疗，其后复查尿蛋白+-。1天前无明显诱因出现发热，恶心、呕吐，不能进食，就诊于北京某医院，给予抗生素、奥美拉唑静点后体温下降至正常范围，恶心呕吐无明显好转，目前每日泼尼松用量20mg/d。刻下症见：恶心呕吐，呕吐物为胃内容物，反酸烧心，胃脘部疼痛，无发热，乏力，纳差，眠可，小便少，色黄，泡沫多，大便今日2次，质偏稀，平素便溏。舌红，苔黄腻，脉滑。既往高脂血症病史。辅助检查有2016年3月29日尿常规：尿蛋白+++，潜血+，酮体+；生化：白蛋白 33.24g/L，血肌酐68μmol/L；2016年3月31日24小时尿蛋白定量2.07g。

中医诊断：（1）水肿，（2）呕吐。西医诊断：（1）IgA肾病，（2）急性胃肠炎。

治疗上，中医方面，辨证属湿热内蕴，以清热祛湿为法，方用黄连温胆汤加减。处方如下：黄连6g、竹茹12g、陈皮10g、姜半夏12g、生姜15g、茯苓30g、生甘草6g、黄芩15g、苍术15g、败酱草30g，浓煎，日1剂，早晚分服。西医方面，给予泼尼松20mg/d口服。当日服药后恶心呕吐缓解，随后可进少量流食，其后未再呕吐，可正常进食。服完3剂后处方调整为葛根芩连汤加减，2016年4月5日复查尿常规：尿蛋白-，潜血-，24小时尿蛋白定量0.09g，疗效满意。

IgA肾病是以肾小球系膜区IgA沉积为主要病理特征的一种原发性肾小球疾病。多好发于青少年，以男性较为常见，起病前多有呼吸道、消化道或泌尿系统感染。本例患者经肾穿刺活检IgA肾病诊断明确，发病及复发时多伴有消化道感染，长期口服激素，病情多次反复。本次因恶心呕吐，病情急迫来诊，根据症状表现及舌脉，辨证为湿热内蕴。目前以呕吐为首要症状，急则治其标，故选用黄连温胆汤以祛除中焦湿热为主，加黄芩、败酱草以加强清热之力，患者大便偏稀，易枳壳为苍术以增强健脾燥湿之功。其后患者呕吐缓解，标证已了，缓当治本，而肠道湿热为本例病本，据证舌脉，调整为葛根芩连汤加减。

黄连温胆汤出自《六因条辨》，其功效清热燥湿、理气化痰、和胃降逆，目前已广泛应用于多系统疾病的治疗中。对于胃肠功能性疾病证属湿热中阻者疗效肯定，对慢性肾脏病证属湿热中阻者亦有疗效。笔者在辨治慢性肾脏病过程中发现，黄连温胆汤对于辨证属湿热中阻、以呕吐为主症的患者疗效尤佳。

临床中，慢性肾脏病患者胃肠道功能紊乱较为常见，如出现频繁呕吐影响饮食，则有可能导致容量减少、肾脏灌注减低，进而加重肾脏疾病。在治疗上，慢性肾脏病患者静脉营养支持限制较多，尤其对肾小球滤过率严重下降、合并心力衰竭的老年患者更应谨慎。西医常规治疗如胃黏膜保护剂、质子泵抑制剂等对呕吐疗效较慢，中枢性镇吐药虽疗效迅速但呕吐复发率较高。

笔者在辨治慢性肾脏病呕吐时观察到，湿热中阻患者多见呕吐频繁或剧烈，反酸、烧心明显，舌质红，苔黄腻，脉滑，或弦，或弦滑兼见，处方以黄连温胆汤为主加减，大便稀溏者加苍术、白术、茯苓，排便不畅者加厚朴、乌药、大黄，热象明显者加黄芩、黄柏、败酱草，疗效确切，呕吐多可于短期内缓解。

二、小半夏汤联合麻仁润肠丸治疗直肠癌术后肠梗阻

病例 某女，59岁，主因"直肠癌术后2周，呕吐、腹痛1天"于2012年5月4日来诊。2012年4月9日因便血就诊于北京某医院，直肠镜检查提示直肠癌可能，2012年4月19日于北京某医院行直肠癌根治术，病理示：（直肠）绒毛管状瘤（4×2.5×2.5cm）恶变呈中分化管状腺癌侵及浅肌层，周围淋巴管及脉管内未见瘤栓，上下断端（－），周围淋巴结0/5，未见癌侵及；送检肠系膜下动脉根部淋巴结未见癌转移0/5（－）。2012年5月3日进食荸荠后夜间突发恶心、呕吐，腹痛，腹胀，无排气，无大便，次日就诊于北京某医院急诊，立位腹部平片提示低位小肠不完全性梗阻，血常规未见明显异常，给予静脉营养支持治疗，并建议胃肠减压及灌肠治疗，患者因畏惧痛苦拒绝胃肠减压，希望通过中医方式治疗。刻下症见：恶心、呕吐，不能进食，腹部绞痛，腹胀，无排气，无大便，小便量少色黄。舌淡苔白腻而干，脉弦。既往体健。查体：听诊肠鸣音亢进，上腹部及右侧腹部压痛明显，下腹部可见长15～20cm手术瘢痕。

中医诊断：腹痛，湿浊中阻。西医诊断：（1）不完全性肠梗阻，（2）直肠癌根治术后。

患者病情急重，呕吐频繁，治疗方面遵循中医急则治标的治疗原

则，中药汤剂以和胃降逆止呕为法，方用小半夏汤。方药组成：生姜15g、姜半夏15g。1剂，浓煎100mL，少量频服，并禁食、禁水。服药后呕吐缓解，腹痛减轻，安静入睡。2012年5月5日晨起未再呕吐，无腹痛，腹胀，无大便，小便量少色黄。因昨日未进食、水，阴津不足，中药以润肠通便为法，予麻仁润肠丸1丸，温水化开，少量频服。13点排气，其后排出大便1次，腹胀感消失，嘱进食半流食，并逐渐向正常饮食过度。2012年5月19日开始奥沙利铂联合5-氟尿嘧啶化疗。

2012年9月直肠癌术后第4次化疗后无明显诱因出现恶心、呕吐，腹痛，腹胀，无排气，无大便，再次求助于中医治疗。刻下症见：恶心、呕吐，不能进食，腹痛，腹胀，无排气，无大便，小便量少。舌淡苔白腻，脉弦。查体：听诊肠鸣音亢进，上腹部压痛明显。

中医诊断：腹痛，湿浊中阻。西医诊断：（1）肠梗阻，（2）直肠癌根治术后。

考虑肠梗阻复发，治则治法同前，先予小半夏汤口服，并禁食、禁水。当日呕吐、腹痛缓解后入睡，次日晨起后腹胀，无呕吐及腹痛，无排气、无大便，予麻仁润肠丸1丸，温水化开，少量频服。下午开始有排气、排便一次。嘱进食半流食，并逐渐向正常饮食过渡。其后以清热利湿为法，方用二陈汤合薏苡附子败酱散加减调治，随访1年，病情稳定，肠梗阻未再复发。

结直肠癌是目前临床较为常见的一种消化道恶性肿瘤，肠梗阻作为结直肠癌根治术后常见的近期并发症，主要由肠粘连等良性因素和肿瘤再发等恶性因素引起。西医常规治疗主要包括抗感染、促进胃肠动力、减轻肠道水肿、营养支持、抑制消化液分泌、胃肠减压、灌肠等治疗，同时禁食、禁水。传统医学多采用中药保留灌肠、针灸等治疗。中西医结合治疗较单纯西医治疗能够有效缩短住院时间，降低术后肠鸣音恢复及首次排气、排便的时间，提高疗效，在西医常规治疗基础上联合中药汤剂口服、针灸可提高治疗本病的有效率。

小半夏汤出自汉代著名医家张仲景《金匮要略》，由生姜、半夏两味药组成。此方治疗呕吐功效显著，被奉为"呕家圣剂""止呕之祖方"，适用于饮邪停聚于胃而致的呕吐。半夏辛温，涤痰化饮，降逆止呕；生姜辛散，温中降逆，止呕健胃。二者合用，主治痰湿所致的恶心呕吐。麻仁润肠丸由火麻仁、苦杏仁、大黄、木香、陈皮、白芍等组成，火麻仁可润肠通便，大黄、木香、陈皮行气导滞而泻热，白芍缓急止腹痛，杏仁助肺气肃降。肺与大肠相表里，肺气的肃降有利于大肠腑气通畅。诸药合而为丸，具有润肠、通便、缓下之功。

本例直肠癌根治术后出现肠梗阻，发病时呕吐剧烈、频繁，同时伴有腹痛，无排气及排便，结合立位腹部平片，肠梗阻诊断明确。结合发病诱因及患者舌脉情况，辨证为湿浊中阻，同时遵循中医急则治标的治疗原则，选用小半夏汤和胃降逆止呕。呕吐为本例之首要急症、标证，呕吐缓解后，肠腑不通亦为标证，因患者禁食、禁水，阴津亏乏，不耐攻伐，故选用麻仁润肠丸润肠、通便、缓下，以免正气损伤，变生他证。肠道湿热为其病本，故继以清热利湿为法，方用二陈汤合薏苡附子败酱散加减调治，疗效理想。在本例治疗过程中应当注意，小半夏汤及麻仁润肠丸在使用时均采用了少量频服的给药方式，从而避免过多饮水再次导致呕吐而减少有效药物成分的吸收。

三、中西医结合治疗以呕吐为主症的急重病例

病例　某男，43岁，主因"口渴、多饮20年，恶心、呕吐、腹泻1天"入院。20年前无明显诱因出现口渴多饮，测血糖最高达33mmol/L，曾口服降糖药物治疗，其后因血糖控制不佳，调整为胰岛素皮下注射治疗。患者长期饮食控制较差，胰岛素使用不规律。2022年7月12日饮大量啤酒后出现恶心、呕吐、腹泻。入院症见：恶心，频繁呕吐，饮水即吐，腹泻日6~7次，上腹部不适，乏力，头晕，活动后明显。舌红苔白腻而干，脉细数。既往肺结核病史15年，曾抗结核治疗，遗留损毁肺。查体：精神差，形体消瘦，听诊左肺无呼吸音，叩诊心界位移偏左，腹部凹陷，双下肢散在色素沉着。辅助检查有2022年7月13日指尖血糖大于33.3mol/L测不出；尿常规：尿糖+++，尿酮体++；血气分析：pH 7.27；血常规：白细胞27.4×10^9/L，中性粒细胞24.9×10^9/L，中性粒细胞百分比90.7%；降钙素原大于100ng/mL，C反应蛋白44.8mg/L，糖化血红蛋白11.8%；肝肾功：尿素13.7mmol/L，血肌酐158.9μmol/L，总二氧化碳9.1mmol/L，尿酸462μmol/L，钾6.3mmol/L，钠121.9mmol/L，氯87.3mmol/L。肺+全腹部CT：左侧毁损肺，右肺炎症，上叶陈旧性病变、结节；右肾盂、输尿管及左侧输尿管上段扩张积水，膀胱体积明显增大，前列腺增大。

中医诊断：（1）呕吐、湿浊中阻，（2）消渴病、气阴两虚。西医诊断：（1）2型糖尿病、2型糖尿病酮症酸中毒、2型糖尿病性神经源性膀胱，（2）肺部感染，（3）肾功能不全，（4）电解质紊乱。

治疗上，西医方面紧急给予小剂量胰岛素持续泵入、补液、纠正酸

中毒、纠正电解质紊乱、抗感染、护胃、止呕、导尿等治疗。

2022年7月16日患者酸中毒、电解质紊乱纠正，血糖波动在9.8～18.2mmol/L，单纯应用现代医学治疗后，仍有恶心、呕吐、不能进食，饮水即吐，乏力，入院3日未排便，考虑患者合并2型糖尿病性胃轻瘫。

治疗上，中医方面，汤剂以和胃降逆、利湿止呕为法，方用小半夏加茯苓汤。方药组成：生姜15g、姜半夏15g、茯苓30g。1剂，浓煎100mL，少量频服。协同针刺治疗，取穴中脘、天枢、气海、足三里、丰隆，平补平泻。治疗当日患者即呕吐缓解，恢复进食。其后根据血糖水平调整胰岛素用量。

2022年7月21日出院前复查，患者血常规、肝肾功能、电解质恢复至正常范围，糖尿病性酮症酸中毒完全纠正，感染控制，肾功能恢复正常，三餐前后血糖均控制在10mmol/L以下。

本例患者为糖尿病急性并发症——2型糖尿病酮症酸中毒，病情急重，因此，在疾病治疗初期采用现代医学治疗方式，以保证患者生命安全。治疗3天，在频繁使用中枢性镇吐药后，患者仍存在恶心呕吐，不能进食，饮水即吐，胃气上逆与水湿内停并见，故应用小半夏加茯苓汤，并协同针刺治疗。标本缓急的理念未必只适合于传统医学，从本例来看，糖尿病酮症酸中毒和电解质紊乱等处理则是急则治标，抗感染、调整降糖方案等治疗相对而言则是治本。而在中医治疗中，对胃气上逆与水湿内停应用小半夏加茯苓汤则有标本同治的韵味。

从以上3例病案中，可以总结出治疗急性呕吐的一些中医方法，以中药汤剂为代表的有黄连温胆汤、小半夏汤、小半夏加茯苓汤，此外还有中医针刺疗法。当然，治疗呕吐也要辨证，也要思考其病因。

例如，在处理不完全性肠梗阻时，小半夏汤仅用于缓急止呕，梗阻才是呕吐的本因。呕吐止，病情缓，则应用麻仁润肠丸通腑以治疗呕吐之因。但是，传统医学疗法也有其适用范畴，在没有完全把握的情况下，如符合现代医学的标准化治疗指征时（如手术指征），也应遵循，始终应当将患者的生命安全放在第一位。

应用现代医学手段保证患者的生命安全、应用传统医学方式处理疾病疑难关隘的中西医结合疗法，在当今医学融合发展的过程中具有重要的意义。中西医从结合到融合的过程，是中国特色医学体系形成的必经阶段。中医并非慢郎中，对于某些疾病，传统医学具有独特的治疗方法和经验。作为传统医学的传承者，我们应当树立文化自信，坚持以传统医学为主导的医学思维，不断学习和传承传统医学中的精华，融合现代医学的理论知识，守正创新，为广大人民的生命健康而不断努力！

第十三章
早期2型糖尿病的康复治疗

　　随着当今社会的发展，我国人民的生活水平不断提高，物质生活得到了极大的丰富和满足，疾病谱也随之发生了变化。代谢性疾病多与饮食条件具有密切的相关性，以2型糖尿病为首的代谢性疾病在现今时期发病率迅速升高。在我国，患有2型糖尿病的人群比例约为10%，已经产生了严重的社会和经济问题。

　　2型糖尿病实际上属于糖脂代谢紊乱，其本质为多种因素导致的血糖、血脂的能量代谢异常，其并发症多种多样，急性并发症包括糖尿病酮症酸中毒、糖尿病乳酸性酸中毒、糖尿病高渗性昏迷，治疗不及时均有致命风险。慢性并发症主要涉及心、脑、周围血管病变，神经病变，感染，眼、肾损伤等，晚期致死率、致残率极高。正因为2型糖尿病的发病率如此之高，已经引起了世界范围内的广泛关注，现代医学对降糖药物的研发取得显著进展。对于糖尿病的急性并发症治疗和长期血糖控制，现代医学已经具备了成熟的诊疗体系。

　　早期的2型糖尿病患者可伴有因血糖升高导致血液渗透压改变而出现的口渴、多饮、多尿症状，以及糖利用障碍引起的多食症状，但也有一部分患者没有任何症状，仅在体检或常规医学检测时发现，因此，本病的诊断和监测需使用现代医学的血糖监测手段。对于早期2型糖尿病患者而言，现代医学也具有完善的诊治经验，但终生使用药物控制血糖无疑会对患者造成一定的心理压力和生活负担。

传统医学对糖尿病前期和早期2型糖尿病的逆转和康复具有独特的治疗方法和经验。在本章中，将对早期2型糖尿病的机理进行深入探讨，并结合现代医学机制讨论早期2型糖尿病的康复和中医药治疗的特点和要点。同样，我们所探讨的治疗方法也适用于糖尿病前期（空腹血糖受损和糖耐量异常）患者。下面是一个初发2型糖尿病的康复治疗示例。

病例　某男，24岁，主因"口干、口渴2周"来诊。2周前无明显诱因出现口干、口渴，自测血糖水平升高，其后就诊于当地医院，测空腹血糖11.0mmol/L，诊断为2型糖尿病，给予二甲双胍口服治疗。因患者畏惧西药副作用，故未服用，要求中医药治疗，特此来诊。刻下症见：口干、口渴，多饮，乏力，多食易饥，眠可，尿频，大便溏，日1～2次。舌淡苔白腻水滑，脉滑。既往体健。查体：形体肥胖，BMI 30.86kg/m^2。辅助检查：糖化血红蛋白12.7%，总胆固醇7.0mmol/L，甘油三酯2.03mmol/L。

中医诊断：消渴，脾虚湿热。西医诊断：（1）2型糖尿病；（2）高脂血症。

强化生活方式管理，在饮食、运动疗法基础上，以健脾祛湿、养阴清热为法。处方：黄连、炒白术、生地黄、黄柏、茯苓、玄参、荷叶、仙鹤草，水煎服，日1剂，早晚分服。

汤剂口服1月后，患者口干、口渴明显缓解，无明显饥饿感，大便成形，日1次，体重下降6kg。血糖水平明显下降，餐前、餐后血糖水平均达标。2月后复查：糖化血红蛋白8.2%，总胆固醇6.0mmol/L，甘油三酯1.86mmol/L。体重下降22kg。血糖监测，餐前血糖均低于6.0mmol/L，餐后血糖均控制在7.2mmol/L以下。3月后复查糖化血红蛋白4.4%，血糖、血脂均在正常范围内。

糖尿病是一类以血糖升高为主要表现的现代疾病，在血糖检测技术未问世前，常因尿糖检测异常被发现。实际上是一种人体血液中的血糖含量超过了肾糖阈后，引发的自我保护机制，使葡萄糖经过肾脏从尿中排出的现象。

因发病机制的不同，糖尿病可分为1型糖尿病、2型糖尿病和特殊类型糖尿病，其中以2型糖尿病最为常见。1型糖尿病与自身免疫相关，多于儿童、少年时期发病，发病后胰岛功能迅速丧失，其治疗目前只能通过外源性胰岛素补充控制血糖。在特殊类型糖尿病中也分为多种类型，其中包括成人迟发型自身免疫性糖尿病、类固醇性糖尿病、青年早发型2型糖尿病等，也有和阿尔茨海默病相关及胰腺损伤、占位等因素相关的类型，在此不一一详述。

2型糖尿病是一种由多因素引发，具有遗传易感性，以慢性高血糖为特征的代谢性疾病，其实质为糖脂代谢紊乱。糖尿病的诊断标准为：（1）糖化血红蛋白≥6.5%；（2）空腹血糖≥7.0mmol/L，空腹定义为至少8h内无热量摄入；（3）口服糖耐量试验时2h血糖≥11.1mmol/L；（4）在伴有典型的高血糖或高血糖危象症状的患者，随机血糖≥11.1mmol/L。

空腹血糖在6.1mmol/L至7.0mmol/L之间为空腹血糖受损。口服糖耐量试验时2h血糖在7.8mmol/L至11.1mmol/L之间为糖耐量异常。空腹血糖受损和糖耐量异常是糖尿病的前期表现。

对于初发的2型糖尿病患者和早期的青年、中年2型糖尿病患者，在排除发生急性并发症的风险后，可以考虑在生活方式调整的基础上，优先使用中医药治疗，以期延缓使用降糖药物的时机，减少降糖药物的用量，甚至逆转早期病情。对于已经使用了降糖药物的患者，可努力逐渐减少降糖药物的用量，甚至停用。

在治疗2型糖尿病前，需要思考2型糖尿病因从何而来。从中医学"三因"学说的角度来看，可以认为2型糖尿病的病因包括了饮食不节、起居失常、情志内伤等方面。因此，生活方式的改善应是治疗的重中之重，其中饮食控制、戒烟限酒、有效运动、保证充足睡眠、调节情绪、减少压力等是糖尿病治疗的基础。

代谢性疾病多为某种自身营养物质的过度累积造成。其实对于代谢性疾病的控制机理很简单，少入、多出即可。以2型糖尿病为例，应适当减少能量摄入，增强能量消耗，即管住嘴、迈开腿。在此，需要强调的是，糖尿病的实质是糖脂代谢紊乱，糖、脂同为供应机体能量的营养物质，但油脂的热量为糖的2～3倍，因此，在饮食控制上，对于油脂类的控制更加需要重视。运动方面，缓慢有氧运动，慢跑或快走可作为热量消耗的基础，但也要配合抗阻运动，即强化肌肉组织的锻炼，后面会对其机理进行详述。

此外，还有一些自身内环境的问题需要注意，如精神压力、情绪因素、睡眠不足等，会导致激素分泌水平异常。某些激素（如肾上腺激素）相对释放增多则会对抗胰岛素，升高血糖。所以，对于机体内环境的修复也是2型糖尿病康复治疗中的关键所在。

现代医学认为，胰岛素抵抗是2型糖尿病的主要发病机制。胰岛素抵抗，即胰岛素不能发挥其降糖作用，进而血糖水平升高。早期2型糖尿病患者常见高胰岛素血症，即血液中胰岛素水平升高，是因为胰岛素无法完全发挥作用，而形成胰岛β细胞对胰岛素的反馈性过度释放，是胰岛素抵抗的主要量化表现。

胰岛素抵抗，即是2型糖尿病内环境紊乱的特点概括。胰岛素能够促进血液中葡萄糖的转化和利用，进而降低血糖。那么，应当思考的是，胰岛素抵抗是谁在抵抗谁。葡萄糖被机体摄入后进入血液循环，一部分进入机体的各组织中，转化为三磷酸腺苷（ATP）提供能量，维持各组织的正常生命活动，即消耗。另一部分进入肝脏和肌肉中，合成肝糖原和肌糖原，作为能量储备，即储存。所以，胰岛素抵抗，在整体上可以认为是机体内环境因素（如全身炎性状态、激素分泌异常等）对抗了胰岛素的降糖作用；从部分来看，包括了肝脏和肌肉组织对抗了胰岛素的促进血糖转化为糖原的储存降糖作用。

2型糖尿病是能量代谢紊乱的表现之一，需要以饮食调整来控制能量来源，即能的过度摄入，以运动锻炼来调节能量消耗和储存。

具体来说，肝脏的脂质堆积和肝细胞的损伤会导致肝糖原的合成和储存障碍。因此，需要对应减少油脂类的摄入，限制饮酒，从而减少肝脏因脂肪、酒精过度摄入造成的损害。此外，在合理饮食控制的基础上，有氧运动也会不断消耗体内脂肪，减少肝内的脂肪堆积，改善高血糖状态下肝糖原的合成和储存。

　　此外，运动减少、增龄、蛋白质摄入不足等因素会造成肌肉组织的流失。肌肉组织减少，肌糖原的储存能力则会相应下降。因此，在保证蛋白质摄入的同时，适当的抗阻运动能够增加肌肉组织的含量，增加肌糖原的储存空间。

　　从整体角度来看，胰岛素抵抗是机体内环境失衡的结果，进而导致机体组织细胞能量代谢障碍，多数糖尿病病程中伴有的乏力感可能与此有关。这种内环境的失衡可能与饮食、情绪等多种因素相关，高热量的酒食，大量吸烟，饮用浓茶和咖啡，难以疏解的不良情绪和精神压力，严重的睡眠不足等都会造成内环境紊乱。在调整生活方式的同时，中医药在对机体内环境的调整方面具有一定优势。

　　中医药通过辨证论治，辨析机体的"阴阳""气血"等状态并使之平衡，相当于调节人体的免疫、内分泌、循环、神经、消化等多系统，以修复机体的内环境。

　　如炎症状态明显，则应用清热类药物，如黄连、黄芩、黄柏、大青叶、连翘等。

　　如交感神经过度兴奋、肾上腺功能活跃，则应用养阴清热安神类药物，如地黄、玄参、黄连、栀子、莲子心等。

　　如血液循环异常，即血瘀证时，则可应用活血化瘀类药物，如川芎、毛冬青、丹参、赤芍、姜黄等。

　　消化功能障碍，也会影响肠促胰效应（即机体摄入食物后，食物进入胃肠道会刺激胰岛素分泌），可以通过健脾或通腑等方法调节肠促胰效应，改善胰岛素的排泌失衡。

　　同时，中医药治疗也应兼顾局部，如肝脏，当疏肝、清肝、养肝，可给予茵陈、鸡骨草、垂盆草、虎杖、大黄、五味子、枸杞子、甘草等。

脾主四肢，主肉，针对增长肌肉方面，可给予一些益气健脾的药物，如黄芪、人参、白术、苍术等，该类药物具有促进蛋白质合成的作用，配合使用，可在抗阻运动的基础上促进肌肉组织增长，减少肌肉流失。

中医学讲求"治病求本"，胰岛素抵抗的实质源于机体的内环境紊乱，中医药对内环境紊乱的辨证施治是早期2型糖尿病康复的核心所在。当然，2型糖尿病前期（空腹血糖受损、糖耐量异常）也在这一范畴。

在此需要重复强调的是，饮食控制上，控油更重于控糖。

运动方面，需要有氧运动和抗阻运动相结合，推荐在快走、慢跑的基础上加做俯卧撑、卷腹、深蹲或半蹲等，以锻炼胸腹部和大腿部的大肌群，增肌减脂。

保证睡眠、调节情绪、戒除烟酒不良嗜好也很重要。

对于病程较长的患者，或已经长期应用降糖药物的患者，也可以参照上述方法进行治疗。

但因长期胰岛素抵抗，胰岛β细胞反馈性释放胰岛素不断增多，会导致胰岛β细胞因释放过度而加速凋亡，后期造成胰岛素释放不足，即胰岛素缺乏。因胰岛细胞的衰亡难以恢复，所以即使应用上述方法也难以达到完全康复，但可减少降糖药物的用量和药物累加。对临床期2型糖尿病患者的治疗重心应为平稳控糖和延缓并发症。对于其他类型的糖尿病上述疗法不能照搬套用，需要仔细思考其病因、病机，辨证施治，不可一概而论。

附：糖脂代谢紊乱的调理建议

管住嘴、迈开腿，少吃点、多动点、想开点。

三餐规律，定时限量，不可不吃。

多吃蔬菜多喝水，注意主食肉蛋奶。饮食低脂宜清淡，多吃水煮少煎炸。

每日坚持有氧运动至少60分钟，推荐快走，每天6000米。适当配合抗阻运动，青中年可配合俯卧撑、卷腹、深蹲等，循序渐进增加运动量。

戒烟酒，适当饮水，不吃糖果、蜂蜜，不喝糖饮料。

简明饮食处方：

1. 主食：每天4～6两，以大米、馒头为主。不喝粥（包括粗粮粥），粥升糖速度较快。不吃含淀粉高的食物，如红薯、土豆、芋头、山药、莲藕等，如需食用应兑换为主食量。

2. 蔬菜：绿叶蔬菜不限制，宜多吃。蒜苗、大蒜、扁豆等含糖较高不宜吃。

3. 油：尽量不吃动物油，少吃植物油（每天总摄入量应在30～50g，甚至更低）。如炒菜中用油过多，建议用热水涮去一部分后再吃。

4. 肉类：每天5两左右，以瘦肉、鱼肉为主。不宜吃含高胆固醇的食物及动物脂肪，如动物内脏、蛋黄、肥肉。

5. 牛奶：每天可饮用250mL，宜喝脱脂、低脂牛奶。

6. 鸡蛋：每天可吃1～2个蛋白，尽量少吃蛋黄。

7. 豆制品：因为能量偏高，建议不吃，如食用需减少其他食物摄入量。

8. 水果：血糖控制稳定者可少量食用，可吃黄瓜、西红柿、胡萝卜代替水果。

糖脂代谢紊乱治疗方案：

基础治疗：调控饮食；坚持运动；调整心态。

选择性治疗：中医药治疗，针灸、推拿治疗；降糖药、胰岛素治疗。

目标：血糖水平，餐前5～7mmol/L，餐后7～10 mmol/L，糖化血清蛋白达标，糖化血红蛋白7%以下，血脂达标，血压130/80mmHg以下。

第十四章
特殊类型高血压的治疗

伴随人民生活水平的不断提高，近年来，高血压的发病率逐年上升。由于高盐、高脂、辛辣刺激等饮食嗜好和吸烟、饮酒、熬夜等不良生活习惯以及工作、生活等精神压力因素对健康的不利影响，不仅中老年人高血压的发病率逐年增长，青年人高血压的发病率也在不断增高。

现代医学将高血压分为原发性高血压和继发性高血压，在诊断原发性高血压之前要先排除继发性高血压，主要包括肾性高血压、内分泌源性高血压、血管因素造成的高血压、药物导致的高血压，以及呼吸睡眠暂停综合征相关的高血压等类型。对于继发性高血压，不论选择中医或西医治疗，在有效控制血压的同时，都需要对原发疾病进行病因治疗，在此不一一详述。本章中，主要探讨原发性高血压中部分特殊类型高血压的中医药治疗，以及分享笔者应用现代医学手段治疗高血压的一些体会。

在治疗高血压之前，首先应当明确一些概念。血压包括收缩压和舒张压。收缩压是心脏收缩期的血管内压力，舒张压是心脏舒张期的血管内压力。无创的血压测量方式以肱动脉血压测量为主，其实质是测量同一水平面上主动脉内的压力，也是心脏所面临负荷的一种体现，是一种量化的临床症状，也是血压监测的最常用方式，已经在全世界范围内普及。血压的主要形成基础为血管内容量、心肌收缩力及血管紧张度。在高血压中，收缩压升高与上述三因素相关，而舒张压升高则主要与血管内容量和血管紧张度相关。

高血压的并发症与血管和心、脑、肾、眼等器官相关，血压长期控制不良会导致严重的并发症，包括慢性心力衰竭、脑血管意外、慢性肾衰竭等。由于高血压的高发病率及其并发症的严重性，现代医学对于高血压的治疗已具备成熟的体系。既有硝普钠、α受体阻滞剂等快速降压的注射剂，也有长效控制血压的钙通道阻滞剂、血管紧张素受体拮抗剂和血管紧张素转化酶抑制剂、β受体阻滞剂等，分别适用于不同类型和临床表现的高血压患者。但是对于一些特殊类型的高血压，单纯使用西药仍然难以得到有效控制。其中，舒张期高血压便是现代医学在高血压治疗中所面临的难点之一。

一、"潜阳安神法"治疗舒张期高血压

单纯舒张期高血压是指舒张压≥90mmHg、收缩压＜140mmHg的原发性高血压，舒张压优势的混合型高血压（收缩压≥140mmHg，舒张压≥90mmHg，脉压＜45mmHg）也属本病范畴。

舒张期高血压在青中年群体中的发病率更高，其发病与青中年交感神经、肾素—血管紧张素系统过度激活有关。青中年群体日常工作生活节奏快，压力大，精神紧张，饮食结构不合理（长期高钠、高热量饮食），加之生活缺乏规律性（缺少运动、睡眠），以致肥胖、超重等，致使本病高发。

现代医学认为，血管外周阻力增大为舒张期高血压发病的主要机制。舒张压的升高与小动脉口径、主动脉和大动脉壁的弹性相关。小动脉口径缩小，外周阻力增大，心室舒张期大动脉内血量潴留多、充盈度大是本病的主要特点。

针对上述神经、血管、容量等因素，现代医学对本病的治疗以钙通道阻滞剂、血管紧张素受体拮抗剂、血管紧张素转化酶抑制剂、β受体阻断剂和利尿剂为主，但往往难以得到长期的有效控制。

笔者在临床中发现，青中年患者常以头晕、头痛起病，常伴有胀感，可伴有血管搏动感，发病多伴有情绪因素，多因忧思、恼怒、焦虑等不良情绪诱发，同时兼见睡眠障碍、睡眠质量差、烦躁、耳鸣等症状，脉象多以弦脉为主，或兼夹其他脉象，如滑脉、沉脉等，病机多符合"肝阳上亢""热扰心神"，故在本病的治疗上以"潜阳安神法"为主。

病例1　某男，51岁，主因"头痛2天"于2015年7月7日来诊。2天前情绪激动后出现头痛，自测血压150/110mmHg，就诊于当地社区医院，诊断为高血压，给予硝苯地平缓释片口服后头痛缓解，其后未继续服用降压药物。昨日血压水平波动在140～145/105～115mmHg。既往高脂血症、高尿酸血症、慢性胃炎病史。刻下症见：间断性头痛，呈胀痛，发作时有血管搏动感，偶有头晕，面色偏红，多汗，纳可，眠差，二便调。舌淡红，苔微黄腻、湿润，脉弦。

中医诊断：头痛，肝阳上亢。西医诊断：（1）高血压病3级，（2）高脂血症，（3）高尿酸血症，（4）慢性胃炎。

中医辨证属肝阳上亢、热扰心神，以潜阳安神、清心利湿为法。处方如下：天麻10g、钩藤25g、炒枣仁30g、葛根30g、白芍20g、败酱草30g、炒白术20g、荷叶15g、车前草30g、淡竹叶15g。水煎服，日1剂，早晚分服。

2015年7月27日服前方后头痛、头晕缓解。前日着凉后咽痛，血压维持在135/95mmHg左右。舌淡红，苔微黄腻，脉弦。

前方去白芍、白术，加夏枯草10g、玄参30g以加强清热之力。水煎服，日1剂，早晚分服。

2015年8月8日未诉明显不适，血压维持在125～130/88～90mmHg。舌淡红，苔薄白，脉弦。

处方：天麻15g、钩藤25g、炒枣仁20g、葛根30g、白芍20g、夏枯草15g、玄参30g、车前草30g。水煎服，日1剂，早晚分服。

其后停服中药，随访3月，血压维持在120～130/85～90mmHg，疗效满意。

病例2 某男，50岁，主因"间断性头晕3月"于2015年11月18日来诊。3月前无明显诱因出现头晕，间断性发作，自测血压140/100mmHg，其后就诊于北京某医院，诊断为高血压，给予苯磺酸氨氯地平5mg/d口服，后因患者服用药物不规律，血压控制欠佳，血压水平波动在130～140/90～110mmHg，头晕间断性发作。既往2型糖尿病病史。刻下症见：头晕，头胀，夜间盗汗明显，时有心慌、心悸、面色偏红，纳可，眠差，二便调。舌红，苔白腻，脉弦。

中医诊断：头晕，肝阳上亢。西医诊断：（1）高血压病3级，（2）2型糖尿病。

中医辨证属肝阳上亢、热扰心神，以潜阳安神、活血清心为法。处方如下：天麻15g、钩藤25g、炒枣仁20g、生龙骨45g、葛根30g、白芍20g、炒栀子10g、青葙子30g、丹参30g。水煎服，日1剂，早晚分服。

2015年12月2日服前方后头晕明显减轻，偶有盗汗，心悸发作次数减少，眠可，血压维持在130/90mmHg左右。舌淡红，苔白腻，脉稍弦。

考虑热势已减，苦寒伤中，去青葙子，加炒白术15g健脾和中，防寒凉伤损脾胃，加知母15g、地骨皮30g以养阴清热。水煎服，日1剂，早晚分服。

其后停服中药，随访3月，血压维持在130～135/80～85mmHg，疗效满意。

对于舒张期高血压的治疗，笔者在近些年的临床工作中进行了深入的尝试和探索。舒张期高血压是一种量化的临床表现，在前述病因基础上，笔者认为其本质与以下几方面密切相关：

1. 交感神经兴奋造成血管紧张度升高。

2. 交感神经兴奋后心率增快、心脏射血不充分，进而导致心腔和大血管内血流瘀滞，容量异常。

3. 高盐饮食导致水钠潴留，血管内容量增加。

4. 腹型肥胖，进食过多和腹腔内脂肪过多，可能增加腹部血管压力。

5. 缺乏运动，造成外周血管（尤其是下肢血管）血流偏少，循环瘀滞，躯干内动脉压力增大。

笔者也曾应用现代医学手段治疗本病。对于心率偏快的青中年患者，应用长效β受体阻滞剂控制，效果良好。但需注意，该类药物影响血脂和血糖代谢，需监测其不良反应。此外，若不配合生活方式调整，长期应用β受体阻滞剂，会产生药物耐受，复发率仍较高。利尿剂也能有效降低舒张压，但笔者发现长期应用时，部分患者可能会因为血容量下降，交感神经兴奋性反馈性增强，而升高收缩压。故使用时可选择血管紧张素受体拮抗剂和利尿剂的复合剂型，如厄贝沙坦氢氯噻嗪片、氯沙坦氢氯噻嗪片等兼顾收缩压升高。在长期使用利尿剂时，也需注意血糖、尿酸升高等不良反应。

在有效调整生活方式的基础上，单纯应用中医药治疗舒张期高血压也有良效。传统医学讲求审证求因，从"三因"学说的角度来说，本病的成因与饮食不节、起居失常、情志内伤相关。因此，调整生活方式在本病的治疗中具有重要地位。应当注意以下几点：

1. 加强运动，多走路，增加周围血管（尤其是下肢血管）的血供和流速。

2. 减脂减重，尤其对于腹型肥胖人群，低脂饮食，加强腹部肌群锻炼，减少腹腔内脂肪堆积。

3. 早睡、不熬夜，调节情绪，舒缓压力，睡眠改善对交感神经兴奋性的调控非常重要。

笔者以"潜阳安神法"为主治疗舒张期高血压，从本质上来说与调节交感神经兴奋性密切相关。同时，在临床中，合并脾虚证的患者也不在少数，乏力、便溏等表现明显，该类型则属于肝郁脾虚型。在"潜阳安神法"的基础上，需合用健脾祛湿药物方能取得良效。推测其有效机理可能与消化失衡改善后，腹腔内压力改变，进而影响躯干内的神经、循环等方面有关。

需要强调的是，高血压其实是一种量化的症状，也需要辩证看待，不能以"肝阳上亢"等常见辨证分型等同视之。传统医学根据舒张期高血压的临床表现，可归属于中医"眩晕""头痛"等病证范畴。治疗上多从"痰""瘀"角度论治，根据不同的辨证分型，气滞血瘀型应用血府逐瘀汤加减，痰湿阻滞型给予半夏白术天麻汤加减也有良效。

二、"调肝理脾法"治疗体位性高血压

体位性高血压是指患者在平卧位时血压正常，而在站立或坐位时血压升高。体位性高血压作为体位性血压调节异常的表现之一，临床中常常被忽略。由于目前对本病的关注和研究相对较少，对于体位性高血压的定义尚未统一。通常认为平卧位血压水平正常，而在直立位血压升高即可诊断为体位性高血压。

本病的发生机制尚不完全明确，目前认为体位性高血压的发病机制与体位变化导致回心血量及心排血量减少，交感神经过度激活，体内神经体液因子（如去甲肾上腺素和血管加压素）分泌异常有关。体位性高血压的治疗以α受体阻滞剂为主，应用β受体阻滞剂和利尿剂可加重本

病。同时，应用降压药物会导致卧位血压偏低，具有一定风险。因此，本病虽相对少见，但也属于现代医学在高血压治疗中的疑难问题。

病例 某男，41岁，主因"间断性头痛10天"于2015年11月2日来诊。10天前大量饮酒后出现头痛，站立时明显，平卧后可缓解，疼痛呈隐痛，自诉疼痛部位以巅顶及眼眶深处为主。7天前因头痛加重，不能持久站立，于当地医院神经内科住院治疗，住院期间头部MRI示双侧额叶皮层下少许脱髓鞘病变，头颈部血管MRA未见确切异常，结合临床症状，考虑低颅压综合征不除外，患者拒绝腰穿，给予补液治疗（液体量2000mL/d），连续7天，头痛无好转，仍无法持久站立，影响正常生活。刻下症见：站立时头痛，呈胀痛，疼痛部位以巅顶部明显，站立时心悸，站立稍许即需平卧休息，平卧时头痛可缓解，情绪烦躁，耳鸣，眠差，纳差，平素进食生冷后呃逆，大便稀溏，日2~3次，小便可。舌淡，苔白腻，脉弦。卧位血压125/85mmHg，心率75次/分，立位血压140/100mmHg，心率96次/分。既往酒精性脂肪肝病史。

中医诊断：头痛，肝郁脾虚。西医诊断：（1）体位性高血压，（2）酒精性脂肪肝。

中药汤剂以调肝理脾为法，处方如下：天麻15g、菊花15g、郁金25g、白芍30g、党参10g、苍术15g、炒神曲15g、陈皮10g、丹参30g、葛根30g。水煎服，日1剂，早晚分服。

2015年11月7日站立时头痛较前减轻，站立时间较前延长，巅顶部隐痛，站立时心悸，耳鸣，纳、眠可，大便仍稀溏，日1~2次，小便可。舌淡，苔白腻，脉弦。卧位血压120/81mmHg，心率72次/分，立位血压130/96mmHg,心率90次/分。易陈皮为炒白术15g,加强健脾之功。

2015年11月13日站立时头痛较前明显减轻,站立、工作时间过长(4小时左右)需平卧休息,发作时巅顶部隐痛,头痛发作时心悸,耳鸣,昨日着凉后咽痛,纳、眠可,大便成形,日1~2次,小便可。舌淡红,苔白腻微黄,脉弦。卧位血压122/81mmHg,心率73次/分,立位血压119/90mmHg,心率92次/分。仍以调肝理脾为法,兼加少许清热祛风之品。处方如下:天麻15g、菊花30g、郁金25g、白芍30g、炒白术15g、苍术15g、炒神曲15g、陈皮10g、丹参30g、葛根30g、连翘30g、徐长卿15g。水煎服,日1剂,早晚分服。

2015年11月21日站立时无明显头痛,可正常生活工作,心悸好转,咽部不适,耳鸣,纳、眠可,大便成形,日1~2次,小便可。舌淡红,苔白微腻,脉弦。卧位血压117/79mmHg,心率68次/分,立位血压117/86mmHg,心率87次/分。以调肝理脾为法,兼加少许清热安神之品。处方如下:天麻15g、菊花30g、郁金20g、白芍30g、苍术15g、炒神曲15g、葛根30g、丹参30g、煅磁石30g、连翘30g。水煎服,日1剂,早晚分服。

2015年12月1日无头痛、心悸,未诉明显不适,卧位血压120/78mmHg,心率70次/分,立位血压123/83mmHg,心率84次/分。

暂停中药口服。随访3月,卧立位血压均在正常范围内,无明显不适,疗效满意。

从本例主诉及临床表现来看,属中医"头痛"范畴。中年男性,酒食不节，伤损脾胃，脾气亏虚，失于运化，故见纳差、便溏。胃失和降，故见呃逆。湿浊内生，阻滞气机，肝气郁结，肝阳上亢，故见头胀痛、耳鸣。肝郁化热，热扰心神，故见心悸、烦躁、眠差。结合舌脉，辨证属肝郁脾虚，故治疗当以"调肝理脾"为法。

"调肝"以天麻平肝息风，菊花平肝疏风，白芍柔肝缓急，郁金解郁行气、活血清心。"理脾"以苍术燥湿健脾，神曲健脾和胃、消食化积，陈皮理气健脾、燥湿化痰，党参、白术益气健脾。兼用丹参活血以助疏肝，葛根升阳以助理脾。治疗过程中，佐以连翘清热解毒，徐长卿祛风化湿，煅磁石潜阳安神以治兼症。"调肝"以平肝、柔肝、疏肝为主，"理脾"将燥湿健脾、益气健脾、理气健脾、健脾和胃相结合，共奏"调肝理脾"之功效。

从现代医学角度分析，用"调肝"之法平肝息风，可能改善了交感神经的兴奋性和紧张度。"理脾"之法则可能调整了消化失衡，以致腹腔内压力改变，进而促进神经、循环等方面的协同改善。其中也不乏应用了活血之法，取效可能与心脏功能增强、循环改善相关。

三、中医药治疗高血压体会

对于高血压的治疗，笔者认为对于年龄相对较轻、危险因素较少的初发型或者早期高血压患者，如果收缩压≤160mmHg和/或舒张压≤110mmHg时，可以在调整生活方式的基础上，先行应用中医药进行治疗，以期获得一定周期内的临床缓解或治愈。而对于血压水平偏高，收缩压≥160mmHg和/或舒张压≥110mmHg，危险因素较多，年龄较大的患者，笔者仍然推荐首先使用现代医学方式控制，以免发生心脑血管意外。

对于特殊类型的原发性高血压，如女性围绝经期出现的高血压，在病情不甚危急的情况下，也推荐优先使用中医药手段治疗。雌激素具有扩张血管的作用，女性围绝经期高血压与性腺功能减退、雌激素分泌减少有关，虽然可通过补充雌激素得到缓解，但因绝经后的雌激素使用可导致女性肿瘤发病率增加，现已不推荐使用。

应用中医补肾之法，如二仙汤（淫羊藿、巴戟天、仙茅、黄柏、当归、知母）等方剂加减施治，改善肾—天癸轴（类似于现代医学中下丘脑—垂体—性腺轴），也可使高血压和围绝经期的一些其他症状得以缓解，且未发现女性肿瘤发病率升高等问题。

但需注意，因为绝经后雌激素会绝对缺乏，此法仅在一定时间内能缓解围绝经期女性的高血压问题，绝经后高血压可能复发。只能通过改善生活方式，调整睡眠、加强运动、低盐低脂饮食等方法，改善交感神经功能和血管弹性来阻滞或延缓高血压的发生、发展。如后期出现高血压复发，可能与精神因素、遗传因素等相关，仍建议使用现代医学手段平稳控制血压。

高血压具有不同的临床表现，从传统医学角度来看，实际上也是高血压的不同辨证分型，因其病机不同，除高血压这一主症外，其他临床表现有所差异。

对于初发和早期非急重高血压患者，应当秉承不用西药或者少用西药的原则，以减少长期服药带来的不良反应、生活不便和经济损失。

应以逆转或延缓病情为治疗目标，精确辨证，合理用药，以图根治。尤其对于原发性高血压中的舒张期高血压、体位性高血压、围绝经期高血压，更推荐优先使用中医药进行治疗。

在病情缓解后也要注意血压监测，同时根据环境因素、季节特点等制订合理的长期调理方案，以减少复发。如血压再次升高则应及时介入，避免意外发生。对于血压偏高、危险因素较多的患者，则应以现代医学手段控制为主，可结合季节、气候、环境、生活习惯等因素，适时介入中医药手段，中西医协同治疗，防止病情波动，延缓并发症发生，减少西药累加。

第十五章
中医药治疗心脑血管类疾病

随着现代社会的不断发展，人民的生活条件不断改善，高血糖、高血脂、高血压（"三高"）的发病率不断升高，以致动脉粥样硬化广泛存在，这为心脑血管类疾病的高发奠定了基础。21世纪以来，心脑血管类疾病的高发率改变了以往的疾病谱结构，一跃成为发病率最高的疾病之一，引起了世界范围内的广泛关注。

由于心脑血管类疾病的致死、致残率极高，现代医学对心脑血管类疾病非常重视。在心脑血管急症的诊断上已经具备了良好的精准度，并对应构建了完备的诊疗体系。

但对于某些慢性心脑血管类疾病，如微血管性心绞痛、冠脉支架术后再狭窄，以及各种原因导致的慢性心力衰竭等，现代医学仍然缺乏行之有效的治疗手段。在现代医学为主体的医疗背景下，这些疾病多处于各大医学板块的夹缝中，研究进展相对滞后，反而是中医药的优势之所在。

一、中医药治疗心脏疾病

首先，来说说心脏疾病。从心脏的解剖结构来说，心脏疾病主要可以分为5类，包括冠状动脉疾病、心脏瓣膜病、心肌病、心律失常以及心脏神经症。

冠状动脉疾病，主要因冠状动脉粥样硬化发展而来，当血管的狭窄程度超过50%，即可诊断为冠状动脉粥样硬化性心脏病，简称冠心病。

亚洲人多为右冠优势型，右侧冠状动脉血管流量相对更大，右心心肌梗死的发病率相对较低。而左侧冠脉因为前降支的特殊形态，在血管弯折处更易造成动脉粥样硬化性狭窄，因此，左心发生心肌梗死的概率更高。左侧冠脉中以前降支为主供血的左心室承担了向主动脉射血，而后向全身各脏器供血的主要任务，因此，左侧冠脉狭窄导致的心肌梗死更为致命。基于亚洲人的冠脉结构特点，加之我国"三高"的发病率不断升高，动脉粥样硬化诱导的冠心病发病率不断增长，致死率较西方国家更高，在我国更应得到充分重视。

在冠心病的治疗上，现代医学已经研发了多种药物，在抗血小板、降脂稳定斑块、扩张冠脉血管等方面经验丰富，疗效稳定。尤其对于急性冠脉综合征，如急性心肌梗死，更有介入治疗、冠脉旁路移植等多种有效手段，即常说的"支架"和"搭桥"等方法。

而有一类微血管性疾病，目前应用现代医学治疗手段尚无可靠疗效报道，即微血管性心绞痛，该疾病又称为X综合征，是用于描述冠状动脉造影正常，由冠状动脉微血管病变引起的心肌缺血症状的一组临床综合征。其发病机制尚不明确，可能与冠状动脉结构与功能障碍、内皮功能不全、炎症反应、雌激素水平不足、精神—神经—内分泌功能紊乱等多方面因素共同参与有关。目前X综合征的病因尚未完全明确，也缺乏明确的治疗指南。

尽管本病远期预后良好，但由于其临床表现明显，仍会严重影响患者的生存质量。鉴于微血管性心绞痛亦属于心绞痛的一种，目前国内外多参照冠心病心绞痛的大体治疗原则来处理本病，主要从扩张冠状动脉、营养心肌、减慢心率、减少心肌耗氧量、缓解冠脉痉挛等方面进行治疗。但目前来看，现代医学对本病的治疗药物局限，作用单一，效果尚不稳定。传统医学具有多层次、多靶点、多效性的优势，作为传统医学代表的中医药对于该疾病具有独特的治疗方法和经验。下面提供1例中医药治疗X综合征的病例。

病例1 某男，42岁，主因"间断性心前区疼痛4个月"来诊。现病史：患者于4个月前情绪激动后出现心前区疼痛、胸闷、心悸，持续时间约5分钟，休息后自行缓解，未系统诊治。20天前因情绪激动再次出现心前区疼痛、胸闷、心悸，持续1小时后方自行缓解。其后就诊于某医院，心电图示T波改变，冠脉造影未见明显异常，诊断为"X综合征"，经扩张冠脉、改善循环、抗血小板聚集、降压等治疗后，患者仍有间断性心前区疼痛发作，每次约持续1小时。刻下症见：间断性心前区疼痛，胸闷，乏力，纳、眠、二便尚可。舌暗苔白腻，脉细。既往高血压病史5年，血压最高达160/100mmHg，目前口服替米沙坦40mg/d，血压控制平稳。查体：血压125/80mmHg，心率70次/分。辅助检查：胆固醇3.56mmol/L，甘油三酯2.84mmol/L，高密度脂蛋白胆固醇0.62mmol/L，低密度脂蛋白胆固醇2.19mmol/L，血糖6.87mmol/L，同型半胱氨酸15.7μmol/L，超敏肌钙蛋白7pg/mL。冠脉造影示：冠脉供血呈右优势型，右冠开口发育正常，左冠开口发育正常，左主干无病变，前向TIMI血流Ⅲ级，前降支无病变，前向TIMI血流Ⅲ级，回旋支近端管腔不规则，前向TIMI血流Ⅲ级，右冠无病变，前向TIMI血流Ⅲ级。心电图示，窦性心律，非特异性T波异常；心脏彩超示：左室舒张功能减低。

中医诊断：胸痹，气虚血瘀；西医诊断：（1）X综合征，（2）高血压病2级，（3）空腹血糖受损，（4）高脂血症，（5）高同型半胱氨酸血症。

嘱患者调整生活方式，在饮食、运动疗法基础上，西医方面，给予替米沙坦口服降压。中医方面，给予益气活血为主汤剂口服。处方：灵芝30g、太子参30g、丹参30g、元胡15g、赤芍15g、川芎15g、玄参30g等，水煎服，日1剂，早晚分服。

中药汤剂口服1月后，患者心前区疼痛明显缓解，近期无发作，疗效满意。复查心电图示：窦性心律，正常心电图。

本例患者X综合征诊断明确，经西医规范化治疗后仍存在心前区疼痛表现。而从传统医学角度来看，其辨证为气虚血瘀，简要明晰，使用益气活血功效的常用药物即取得了良好疗效。根据其病例特点，可以认为血糖和血脂代谢紊乱、高同型半胱氨酸血症与血瘀证关系密切，同样在本病病程中占据重要地位。在调整生活方式的同时，也要在后续的治疗中，进一步发挥中医药在代谢性疾病方面的治疗优势，以期逆转本例患者的早期代谢性病变，治病求本，以图根治。

对微血管性心绞痛的中医药治疗也反映出了中医药在心脑血管类疾病上的治疗优势，即对微血管、微循环的改善。"活血化瘀法"对微循环障碍的治疗意义非凡。

在现代医学中，冠脉支架术后再狭窄，是又一治疗难题。在当今的医疗条件下，已经置入冠脉血管的金属支架无法被取出，支架术后再狭窄仅能通过冠脉旁路移植术来解决。但部分患者因身体条件、经济因素等问题，已无法承受"搭桥"。该类患者则可选择中医的"活血化瘀法"来治疗。

在此，需要强调一个概念——"侧支循环"。人体的血管除经动脉—毛细血管—静脉相通外，在动脉与动脉之间，静脉与静脉之间，甚至动脉与静脉之间，可借吻合管形成血管吻合。在病理情况下，如某一动脉干发生阻塞，通过吻合可将血流绕过阻塞部位，送至远侧的分布区域。此时吻合管逐渐变粗，血流量逐渐增大，可以代偿主干的功能，使原分布区域得到足够的血液供应而不致发生坏死。这种通过吻合重新建立的循环称为侧支循环，在临床上有重要的意义。

可以用路面上的交通状况来形象地进行比喻：驾车行驶在北京早、晚高峰的环线主路上，如果遇到了交通事故导致主路阻塞而不能前进，则应该从辅路行驶，绕过该阻塞路段。这就类似于侧支循环的概念。侧支循环的建立与微循环的代偿功能密切相关。

中医药有效治疗冠脉支架术后再狭窄的实质则在于通过对微循环的改善，进而建立并优化侧支循环，以形成对心肌缺血部位的血供代偿。在长期应用中医药"活血化瘀"治疗后，侧支循环稳固稳定，缺血区域血供恢复，临床症状则随之自然缓解。当然，这一治疗方式和原理也同样适用于病情稳定的一般冠心病患者。但对于病情急重或发生心肌梗死等风险较大的患者，如符合现代医学介入和外科治疗标准，更推荐优先使用现代医学手段治疗。

对于心脏瓣膜病，中医药尚无有效治疗手段，更推荐应用现代医学方式治疗，如瓣膜修补、置换等。

无论何种心脏疾病，最终均会导致心肌损害。在心肌病中，缺血性心肌病最为常见，主因冠心病渐进发展而来，也有扩张性心肌病、肥厚性心肌病、限制性心肌病、心肌致密化不全、心肌炎等多种其他心肌病类型，各种心肌病在疾病后期均表现为慢性心力衰竭。

现代医学对于心肌病的治疗仍缺乏有效手段，主要以改善心肌能量代谢的药物为主进行治疗。在中医药疗法中，"益气"治疗对心肌能量的改善更优，如人参、西洋参、灵芝、黄芪等补气药，改善心功能的效果良好。心肌炎应用生脉饮（人参、麦冬、五味子）为主加减治疗，疗效稳定。

除改善心肌能量代谢的优势外，中医药治疗慢性心力衰竭也具有一定优势。可在上述使用补气药物的基础上，加用"活血化瘀"药物，如川芎、姜黄、丹参等，形成"益气活血法"。该方法可以改善心肌能量代谢，提高心肌收缩力，并改善心脏血供，加强心肌细胞的营养供给，从而治疗心力衰竭。

在现代医学中，对于慢性心力衰竭的治疗，常以利尿、扩张血管为基础，而"活血化瘀"药物中的部分药物也具备一定的血管扩张作用，可减轻心脏负荷。我们可以借鉴现代医学利尿的治疗方法，在"益气活血法"基础上，加用利水渗湿类药物，如猪苓、车前子、冬瓜皮等。中医学有"利尿通阳"的说法，也有"通阳不在温，而在利小便"一说，即通过"利水"的方法"温通阳气"，可能是利尿后，心脏负荷减轻，心功能改善的体现。利尿后，人体内血容量发生改变，交感神经针对循环容量减少，可能通过反馈性调节，增强心肌收缩力，增加心脏射血，来避免其他组织器官的供血不足。在临床中，也曾遇到在使用袢利尿剂强化利尿治疗后，患者水肿减轻、血压升高的情况，这一反馈机制也可能是利尿后心肌收缩力增强的部分机理。

综上，对于心肌病，可采用"益气法"改善心肌能量代谢。对于多种原因和心脏疾病发展导致的慢性心力衰竭，可采用"益气活血法"，改善心肌能量代谢的同时改善心脏血供，也可结合"利水法"，减轻心脏负荷，增强心肌收缩力。

除心脏的结构问题导致的心脏疾病外，心脏电生理紊乱导致的心律失常，也应得到重视。现代医学对心律失常的治疗手段多种多样，既有降低心率的口服药物，也有能够提高心率的心脏起搏器。在这一类疾病的治疗上，应当遵循"标本缓急"的治疗原则，急则治其标。对于心率的控制，现代医学具有明显优势。

但是，在该类疾病中，部分心律失常的发生与心脏神经传导束的血供障碍密切相关，而神经传导束多由微血管供血，中医"活血化瘀"疗法具有良好的改善微循环作用，应用"活血化瘀法"治疗心律失常也是"治病求本"的一种体现。

同时，在现代医学中，缓慢型心律失常除起搏器置入外尚无长期口服的特效药物。如风险较高、符合起搏器置入指征患者，则应置入心脏起搏器。对于病情稳定，风险相对不大的心律失常患者，则可应用中医药治疗。

对于缓慢型心律失常，多与"心气虚"和"心阳虚"有关，故可应用益气、温阳类药物，如人参、西洋参、黄芪、附子、干姜、麻黄、仙茅、细辛等治疗，其中，麻黄附子细辛汤治疗缓慢型心律失常疗效确切。同时，气虚为阳虚之本，阳虚为气虚之渐，在温阳的同时也要注意益气。

病例2 某女，49岁，主因"间断性胸痛1月"于2023年3月8日来诊。现病史：1月前无明显诱因出现胸痛、胸闷，夜间明显。2023年3月4日就诊于当地某医院，24小时动态心电图示：总心搏数81506，平均心率57次/分，最低心率24次/分，最高心率122次/分，大于2.0s RR间期数2933，窦性心律，偶发室性早搏，偶发房性早搏，Ⅰ度房室传导阻滞，Ⅱ度1型房室传导阻滞，部分时间段T波改变，建议患者置入心脏起搏器。刻下症见：间断性胸痛、胸闷，夜间明显，乏力，畏寒，间断性头晕，纳可，眠欠安，二便尚可。舌暗苔白腻，脉细。既往体健。

中医诊断：胸痹，阳虚血瘀；西医诊断：（1）窦性心动过缓，（2）Ⅰ度房室传导阻滞，（3）Ⅱ度1型房室传导阻滞。

中医方面，以温阳益气、活血化瘀为法。处方：灵芝30g、黄芪30g、丹参30g、元胡15g、巴戟天15g、仙茅6g、桑寄生30g等，水煎服，日1剂，早晚分服。

中药汤剂口服1月后，患者胸痛、胸闷、头晕明显缓解。2023年4月10日复查24小时动态心电图：总心搏数86859，平均心率59次/分，最低心率41次/分，最高心率111次/分，大于2.0s RR间期数29，窦性心动过缓，Ⅱ度1型房室传导阻滞，偶发室上性早搏。

心动过缓是心律失常的一个重要类型。正常成人的心率为每分钟60～100次，如果低于60次称为心动过缓。有些患者平时的基础心率偏慢，为每分钟50～60次左右，甚至低于50次，平时有头晕、乏力、倦怠等症状。有些患者平时心率正常，心动过缓可突然出现，下降为40次/分以下，可出现头晕、一过性黑矇、乏力、心悸、胸痛、胸闷、气短，有时心前区有冲击感，严重者可发生晕厥。治疗心动过缓，如果在积极纠正可逆转的原发病因并排除了药物的影响后，患者的症状不能逆转，则需要置入心脏起搏器。在心动过缓急性发作时，除针对原发病因进行治疗、停用可减慢心率的药物外，可以使用阿托品、异丙肾上腺素提高心率。对于心率在40次/分或者更慢者，药物提高心率效果不明显，尤其是伴有黑矇、晕厥或晕厥前兆的患者，应置入心脏起搏器。

本例患者窦性心动过缓诊断明确，既往体健，未口服影响心率药物，最低心率达24次/分，大于2.0s RR间期数2933，并伴有明显的胸痛、胸闷、头晕症状，具备心脏起搏器置入指征。但患者因畏惧手术和经济负担等问题，拒绝起搏器置入，而选择传统医学治疗。从传统医学角度来看，其辨证为阳虚血瘀，简要明晰，使用温阳益气、活血化瘀功效的常用药物即取得了良好疗效，最低心率上升至41次/分，大于2.0s RR间期数减少为29，T波改变消失，疗效满意。

也有部分缓慢型心率失常患者，血压水平较高，这一类患者多因血压升高，神经系统通过反馈性调节使心率减慢所致，其治疗应优先控制血压水平，可以选用硝苯地平控释片、α受体阻断剂等，这些药物在扩张血管降压的同时也具有反馈性升高心率的作用，正适用于该类患者。

对于快速性心律失常急性发作或反复发作的患者，并非中医药优势所在。严重发作、频繁发作时应当首先采用现代医学手段有效控制，避免发生恶性心律失常，危及生命。但并非在快速性心律失常的治疗中就没有中医药发挥的余地。

一方面，部分快速性心律失常的发生常与心脏神经传导束的血供障碍相关，如心房颤动，而神经传导束多由微血管供血，中医"活血化瘀"治疗具有改善微循环的优势，有助于心律失常的控制和纠正。

另一方面，快速性心律失常多与交感神经兴奋有关，发病后更易导致患者精神紧张，从而加重神经兴奋。

因此，在治疗中可以应用清心安神类药物，如莲子心、栀子、郁金等，根据辨证，也可使用潜阳安神类药物，如龙骨、牡蛎、珍珠母、石决明等。可见，在快速性心律失常的治疗中，辅以活血安神类药物，可增强疗效，也是"治病求本"的一种体现。

最后，我们也来说说心脏神经症。心脏神经症，又称心脏神经官能症，是神经官能症的一种特殊类型，以心悸、胸痛、胸闷、气短、乏力等为主要表现，并伴有其他神经症的特征，是临床常见的心血管疾病之一。心脏神经症无器质性心脏病证据，属于一种病态或心理障碍表现，现代医学对心脏神经症尚无特效疗法，常使用镇静剂、抗焦虑药物控制。

中医药治疗心脏神经症是其又一优势。中医学中，通过辨证施治心脏神经症，常可取得较好疗效。患者胸闷、心悸等症状常常能够得到有效缓解。在治疗中，参考本病属现代医学神经官能症范畴，在处方中，可辨证应用活血安神、益气安神、潜阳安神、清热安神类药物，以增强疗效。

二、中医药治疗脑血管病

以心脏疾病的中医药治疗为蓝本，可以将其治疗经验延伸到脑血管疾病的治疗中。在脑血管疾病中，主要的常见病为脑梗死和脑出血。对于这两种常见的急性脑血管病，现代医学已经具备成熟的救治体系，如溶栓、介入、降压、脱水降低颅内压，甚至外科减压等方法，中医药的治疗优势主要在恢复期。

对于脑梗死，其本质在于梗死部位的脑组织因供血血管闭塞或栓塞，导致脑组织缺血、缺氧进而坏死。中医药中的活血化瘀类药物能够通过改善微循环血供，帮助阻塞血管建立侧支循环，修复部分病变区域的脑组织。

对于脑出血，更推荐在出血吸收后的康复期应用中医药治疗。中医药辨证治疗能够根据不同病机，对机体的病理状态进行整体调节，减少血压波动和出血复发风险，加速脑组织恢复。

在脑血管病的康复期，更推荐结合中医针刺疗法。针刺疗法对脑血管病的康复疗效毋庸置疑，但对于现代医学而言，针刺疗法的有效机制尚未得到充分的阐释和证实。在此，笔者尝试对其有效机理进行浅析和探讨。

在前文中，笔者对针刺疗法的有效机理进行了探究，通过类比的方式初步推测出针刺疗法的有效机理可能与神经系统的电子传导有关。下面将从脑血管病患者患病后的机体状态和针刺机理两方面进行浅析。

当机体发生脑血管意外后，相应区域的脑组织发生损伤、坏死，作为人体的中枢神经系统，损伤、坏死部位所支配的神经将对应丧失功能。以肢体活动不利这一脑血管病症状为例，脑血管病发生后，支配该肢体活动的相应脑组织损伤甚至坏死，对该肢体的运动控制功能受到影响而出现肢体活动不利的表现。

康复治疗的目的在于恢复损伤脑组织所丧失的功能。具体来说，即恢复大脑对该肢体的运动控制。对于轻度的脑组织损伤，通过治疗损伤组织得以修复，则可恢复对肢体的控制。对于脑组织损伤较重甚至坏死的严重情况而言，坏死组织难以得到完全修复，恢复丧失功能可能需要求助于另一侧对应的未损伤大脑半球。人类的大脑仅有30%被开发和使用，当一侧组织发生坏死时，是有可能通过另一侧的相应组织来弥补和代偿其功能的。因此，可以推测，脑血管病发生后，当一侧脑组织坏死，对应控制的肢体运动发生障碍，可以通过对侧大脑的对应区域进行代偿控制。

如何加速完成肢体运动功能的恢复呢？这便是中医针刺疗法的内涵所在。可以将人体的神经系统想象为通过电子运动传递信息，进而使各组织器官发挥功能的传导系统。肢体的运动，实际上是中枢神经（脑组织）对周围神经支配的肌肉组织的控制，通过神经系统的电子传导，形成指令，完成运动。中枢神经系统神经单元丰富，电子量多而密集，而周围神经的神经单元和电子量相对要少一些。

人体运动的过程，也是电子由中枢神经向周围神经传导，由高位多电子向低位少电子的指令传递。脑组织损伤后，处于高位的中枢神经组织无法向低位的周围神经组织发出电子信号，因此丧失了电子传导指令的运动功能。

此时，在无法运动的肢体内，处于低位的周围神经因为没有中枢神经的指令，其自身通过生命活动产生的电子可能因为缺乏消耗而发生淤积（这可能也是某些肢体功能丧失后发生持续性痉挛和僵直表现的原因），以致丧失运动功能的肢体内蕴含的电子量高于中枢神经系统（脑组织）控制该肢体所需的电子量，亦高于对侧未损伤大脑中枢神经代偿控制该肢体所需要的电子量，无法实现由中枢神经高位多电子至周围神经低位少电子的指令传递及对侧代偿控制，故而无法恢复肢体的活动功能。

在人体组织中，神经广泛分布，针刺后，首先对神经系统产生刺激。针的材质是金属，为导体，可以通过将电子导入或导出进行传递。针刺作用于周围组织会消耗废用肢体周围神经中的部分电子用于产生针感传递于神经中枢，同时，废用肢体周围神经中的冗余电子可通过金属针导出，弥散到针体连接的其他部位和通路，形成电子均衡，减少了周围神经中相对过多的电子贮存（部分病例中的肢体痉挛和僵直得以缓解）。

通过多次的针刺治疗，废用肢体周围神经中壅积的电子不断被消耗和弥散，电子含量低于对侧未损伤大脑中枢神经代偿控制该肢体所需要的电子量，进而有利于由中枢神经高位多电子至周围神经低位少电子指令传递过程的恢复，有助于对侧未损伤大脑对废用肢体形成代偿性控制，从而恢复肢体运动功能，完成康复。

针刺康复的实质在于不断削减废用肢体的电子含量，推动中枢神经对废用肢体的代偿性控制。当然，这也只是推测针刺康复治疗的部分有效机理，其有效机理中也应涵盖循环、免疫、内分泌等其他方面，有待日后进一步研究探讨。

实际上，在脑血管病发生后，原有损伤的脑组织中未发生严重坏死的部分，在经过标准化治疗后，也会恢复一部分功能，对侧相应脑组织并不需要完全代偿损伤脑组织的所有功能。对于病情不甚严重的脑血管病患者，在恢复期内，还是应该充满希望，积极治疗的。而超过恢复期后，机体通过自身调节会形成稳定的功能和状态记忆，则难以改变既定的功能和状态，此时便难以继续康复取效了。

三、"活血化瘀"内涵探讨

"活血化瘀"是近年来中医界的热点之一，该法自古有之，并非今人创造，清代王清任倡导"瘀血"致病的《医林改错》一作问世后，即受到了学界的广泛关注。广义上来说，"活血化瘀"是一个整体概念，即通过活血的方法，消除化解体内淤积的病理物质。淤积的物质应包括气、血、津液、痰湿、内生邪气等多个方面。从狭义角度来说，现代学者多将"活血化瘀"归属于对循环系统的作用，即通过活血的方法消除血管内的瘀血和其他病理阻塞物质。在此，主要从现代医学的角度来探讨"活血化瘀"的狭义内涵。

　　这里以类比的形式，将血液在血管内的运行进行简要描述。血液在血管中的运行类似于江河的流动。江河的正常流动取决于以下几方面：

　　1. 具有充足的水源和水量。

　　2. 水源具有强大的推动力。

　　3. 具有顺势的引导力（即重力，地势由高到低）。

　　4. 要有宽阔的水流通道。

　　5. 水道内通畅无障碍。

　　对应人体的循环系统而言，良好的血液循环也应具备对应的几方面：

　　1. 具有充足的血管内容量和血液内营养物质，渗透压力平衡。

　　2. 具备强大的循环系统泵功能，即良好的心功能和心脏收缩力。

　　3. 具备良好的循环代谢途径，主要包括良好的肾脏排水、排毒功能，也包括一部分血液内物质通过肝、胆、肠道的代谢功能。

　　4. 良好的血管弹性和扩张度。

　　5. 血管内血液运行通畅，动脉粥样硬化等造成血管狭窄和阻塞因素少。

　　因此，“活血化瘀”是循环系统内由整体到局部、由源头到末端的一体化疗法。针对上述各方面内容及循环系统的生理病理特点，可以将活血化瘀法拆分为五个方面：

　　1. 养阴益精，可选用生地黄、玉竹、石斛等养阴，枸杞子、黄精、熟地黄等益精。

　　2. 益心气、温心阳，可选用人参、西洋参、附子等。

　　3. 调水道，可酌情选用猪苓、冬瓜皮、葶苈子等利水，或益智仁、金樱子等温肾收涩。

4.活血，扩张血管、改善微循环，可选用丹参、元胡、毛冬青、川芎、姜黄等。

5.化瘀，抗血小板、抗凝、抗血栓，可选用三棱、莪术、凌霄花、桃仁等。

在临床中，针对循环系统疾病，尤其对于冠状动脉、脑血管、周围血管疾病，在应用"活血化瘀法"时，也要仔细分析上述各方面，识别哪个环节出现了问题，精准辨识使用，不可一概而论，囫囵堆砌活血化瘀类药物。

笔者曾使用上述"活血化瘀法"治疗亲属反复胸痛20年病例，20年间因反复胸痛共置入10枚冠脉支架，其中部分支架出现了术后再狭窄的问题。应用"活血化瘀"汤药已治疗5年，目前病情稳定，已无胸痛，可正常生活，缓慢运动。

也有一例老年患者，双下肢发凉、疼痛多年，既往多年2型糖尿病病史，因双下肢动脉粥样硬化闭塞症至北京某医院住院治疗，住院期间血管造影发现双下肢动脉血管几乎完全闭塞，无法置入支架介入治疗，预计半年内需截肢。应用"活血化瘀"汤药口服半年后，下肢血管B超可见血管侧支循环建立，双下肢疼痛缓解，皮温较前恢复。至4年后患者因跌倒外伤去世，下肢血管病变未进展。可见，"活血化瘀法"对于循环系统疾病，尤其是动脉粥样硬化导致的血管狭窄和闭塞，确有良效。

第十六章
中医药治疗免疫相关性疾病

免疫系统是人体内重要的器官组织连接系统，以网状结构遍布于人体内的各器官组织中，并通过血液和淋巴循环构成免疫网络，对维持机体各器官的正常功能具有重要作用。免疫系统具有抵御外部病原体入侵，清除自身组织异化病变，调节机体新陈代谢等作用，可以将免疫系统视为机体的自身防卫系统。

免疫系统的构成比较复杂，从作用上来说主要可以分为固有免疫和特异性免疫两部分。固有免疫是各个器官组织中既定形成的免疫屏障，如呼吸道的巨噬细胞、白细胞等，当病原体入侵时首先进行病原抵御，负责吞噬、杀灭病原体。当固有免疫屏障无法迅速或完全消灭病原体时，以淋巴细胞为主导的特异性免疫开始发挥作用，由淋巴细胞诱导一系列的生化反应，以消除病原体。免疫的过程实际上也是细胞物理吞噬和化学攻击的理化组合攻击模式，吞噬的同时释放细胞因子进行攻击，细胞因子攻击也会诱导并促进细胞吞噬。

特异性免疫可分为由B淋巴细胞主导的体液免疫和T淋巴细胞主导的细胞免疫。体液免疫发挥作用相对迅速，细胞免疫作用更为持久。但在体液免疫中，B淋巴细胞多在某些T淋巴细胞诱导后发挥作用。体液免疫和细胞免疫两种免疫形式多相互交叉，同时存在。

从解剖结构上来说，免疫系统包括中枢免疫器官和周围免疫器官。中枢免疫器官主要为骨髓（负责分化血细胞，如白细胞、巨噬细胞、淋巴细胞等）、胸腺、脾脏及扁桃体，功能上以特异性免疫为主。周围免疫器官主要为各组织器官中的免疫细胞（如白细胞、巨噬细胞、淋巴细胞等），功能上以固有免疫为主。免疫应答的过程是非常烦琐和复杂的，在此不作详述，本篇中，主要探讨免疫相关的三类疾病——感染性疾病、肿瘤、自身免疫相关性疾病，以及这三类疾病的中医药治疗优势和特点。

一、中医药治疗感染性疾病

对于感染性疾病，免疫系统的作用属于中医学"正气"的范畴，感染病原体则属于中医学"邪气"的范畴。生活中，几乎每个人都经历过流行性感冒及呼吸道细菌感染，但每个人的症状并不一样，好转的时间也大有不同。有些人感染病原体后，因为身体强健，固有免疫力强，正气充足，或是感染的病原体浓度较低，此时固有免疫细胞足以快速消灭病原体，故无症状即好转，也就是所谓的无症状感染，即"正气存内，邪不可干"。

而固有免疫相对偏弱或感染病原体浓度较高的患者，固有免疫发挥的作用不足以迅速清除病原体，则特异性免疫启动，开始通过淋巴细胞发挥抵抗作用。此时，主要以B淋巴细胞诱导的体液免疫为主。固有免疫细胞吞噬病原体并进行信息传递至B淋巴细胞成功诱导体液免疫，需要3～5天时间，体液免疫还需要1～2天的时间来杀灭病原体，因此，一般人轻度呼吸道感染的好转时间多在1周左右。这也是中医典籍，如《伤寒杂病论》中总结出"发于阳者七日愈，发于阴者六日愈"的部分科学依据，也是"正气胜邪"的一种表现。

　　而固有免疫和特异性免疫整体均弱的人群，属正气不足，在感染病原体后不能及时有效地形成免疫应答抵抗病原体，若此时感染病原体的浓度较高并快速繁殖，则会形成重症感染，造成器官损伤，甚至危及生命，即"邪盛正衰"。

　　如病原体浓度相对不高，机体固有免疫和特异性免疫应答迟缓，则会导致慢性感染和炎症，即"正邪相抗"。

　　随着时间的推移，感染病原体不断繁殖，机体的免疫力不足以清除病原体，则会逐渐损伤器官功能，即"邪之所凑，其气必虚"。

　　从感染病原体到免疫应答的过程，实际上也是中医学"正邪"关系的具体体现。

　　为何在感染同一种病原体时，每个人的症状表现不同呢？其实是不同的机体状态和体质使然。同一类病原体感染会引发相近的症状，如呼吸道感染时表现为发热、咳嗽、咳痰、咽痛、鼻塞，消化道感染时表现为恶心、呕吐、腹痛、腹泻，泌尿系感染时表现为尿频、尿急、尿痛。不同的患者，感染后因机体的状态不同、内环境不同，表现出的症状也会稍有差异。

　　部分青壮年因固有免疫强，可以表现为无症状。而在固有免疫相对较弱的青壮年患者中，免疫应答速度快，免疫应答过程中会产生很多细胞因子，如肿瘤坏死因子、前列腺素、白细胞介素等，这些细胞因子在杀灭病原体的同时也会造成机体的一些反应甚至损伤，因而产生一些不适症状，如发热、咳痰、腹泻等。而一些中老年患者，免疫应答迟缓，早期虽然没有感染的症状，或症状较轻，但随着病情发展，症状会持续存在并逐渐加重。

另外，可能也与免疫细胞的比例差异有关，在参与抵抗病原体的过程中，如白细胞、巨噬细胞参与比例高，释放的前列腺素、肿瘤坏死因子等致痛、致热物质多，则会导致发热、疼痛，该类细胞比例较低，则发热、疼痛的程度较轻。此外，也与不同的免疫主导形式有关，如体液免疫亢进或细胞免疫亢进的差异。

还可能是因为体质不同，偏于寒、湿体质的患者，则容易出现鼻流清涕、痰多色白、腹泻等寒湿表现。偏于热性体质的患者，则易出现咽痛、干咳、痰少色黄而黏、腹痛、尿痛等症状。湿热体质的患者则相对居中，易出现黄稠浊涕、痰多色黄、大便灼热黏稠等。

从现代医学角度来看，症状的不同则可能与个体循环系统的差异有关，有些患者的血液流速快，发生炎症时，组织渗出被迅速吸收，组织肿胀、渗出则少一些；而血液循环较慢的患者，组织的渗出液则被吸收得少，器官的炎性渗出表现偏多。

20世纪中期以前，感染性疾病的致死率位于疾病谱中的第一位。伴随着抗生素的问世和不断发展，感染性疾病的致死率已经逐渐下降。但过度使用抗生素也带来了新的问题，如细菌耐药、脏器功能损伤、机体菌群紊乱等。而且，对于病毒感染，现代医学尚未研发出能够完全治愈的特效药物。抗生素治疗感染性疾病的实质在于控制感染病原体的浓度，使之达到人体免疫系统可以抵抗和清除的程度，最终仍需要依靠人体自身的免疫系统来康复。

虽然在世界范围内各种抗生素的研发仍层出不穷，但从中医药具有能够调节免疫、保护和调节器官组织功能、药物不良反应少等优势来看，中医药在感染性疾病的治疗中仍有用武之地。有别于现代医学应用抗生素对感染病原体的直接抑制作用，中医药治疗感染性疾病主要是通过调整人体自身的免疫系统来实现的，近似"曲线治疗"。

机体感染病原体后，实际上面临着两方面的问题：第一，感染病原体与机体自身免疫力之间的抗衡；第二，机体的自身免疫调节失衡与组织器官损伤。

从第一点来说，部分中药也具备类似于抗生素的功效，具有直接抑制和消除病原体的作用，如青蒿、百部等。但大多数中药在规定剂量范围内时对病原体的抑制效力并不强，中药药理学中病原体体外抑制试验结果在实际临床应用中的指导作用并不理想，这可能与体外实验中病原体所处环境有别于体内环境有关，如渗透压、酸碱度等不同。在体外环境中，单纯应用渗透压偏高的固态、液态物质，如糖、盐等，同样有可能达到抑制病原体的功效。因此，在感染性疾病中，中医药的治疗作用首先应突出在提高机体免疫力上，即"扶正"。当人体的自身免疫力足够强大，则可以有效清除病原体，消除感染，也就是中医学所说的"正气胜邪"。

而这种扶正不应单纯局限于传统的补气、养阴等补益方面，应当"扶正"与"祛邪"兼顾。人参、黄芪、地黄这一类补益药物确实具备"扶正"功效，从现代中药药理学来看，能够提高人体的免疫力。对于免疫力低下的人群，如一些老年人和营养不良的患者，可以少量或短期应用，以迅速提高免疫力，与病原体形成对抗平衡。

但对于一般人来说，在"扶正"的同时，会加重一些炎性因子的分泌和释放，如白介素、肿瘤坏死因子、前列腺素等，进而加重感染过程中的一些症状，如疼痛、发热等，类似于"补气生火""虚不受补"。因此，在使用补益类扶正药物时，要注意应用群体、剂量和使用时间，也应配伍一些"祛邪"药物，如清热燥湿、清热解毒药物，在有效抑制病原体的同时，避免炎性因子的过度释放带来的不良反应。

从第二点来看，感染病原体后，机体的免疫系统会产生一系列的免疫反应，对抗和消除病原体，不同个体的免疫系统完善程度不同，部分人群在病原体消除后，免疫系统仍处于激活状态，炎性因子等对抗病原体的生化物质过度释放，机体的自身免疫调节失衡，都可能损害到发生感染的器官甚至系统，从而导致部分疾病的慢性化和一些自身免疫相关的健康问题。

例如，在使用抗生素抗感染治疗后，病原体已经被控制或清除，病原体浓度明显下降或达到正常标准，部分人群仍然会存在持续性的感染相关症状，如咳嗽、腹泻等。这些症状虽然没有感染初期表现剧烈，却会存在相当长的一段时间。也有一部分人群，在感染后，营养状态过剩，或饮食不节制，进食辛辣、生冷、刺激性食物，或使用过多补益类食物、药物，导致免疫系统过度激活，以致感染后的某些症状持续化。免疫系统过度激活和下游炎性因子过度释放有可能进一步形成持续性免疫记忆，免疫应答偏差持续存在，而导致自身免疫性疾病的发生。

　　因此，感染性疾病治疗的目标，不仅是消除感染病原体，还要注意恢复自身的免疫平衡。对于免疫力相对正常的人群，更为推荐的是具有"清扶"功效的中药，即"清热解毒、扶正祛邪"同备，从现代中药药理学角度来说，即是同时具备提高免疫力和抑制病原体功效的药物，如金银花、蒲公英等。同时，某些药物在以上功效的基础上，也具备抑制炎性因子的作用，能够减轻感染所带来的不适症状，如连翘、防风等。

　　"清扶"类中药能够加速免疫应答，缩短病程，同时减少免疫过度激活带来的不良反应。加速症状缓解，是中医药治疗感染性疾病的优势之一。

　　在感染性疾病的治疗中，应当"祛邪""扶正"并举，如感染病原体明确，现代医学方法可控，急则治其标，可以优先给予抗生素治疗。同时，以"祛邪""扶正"兼顾的方式，协同中医药治疗。而对于病情不重，感染病原体尚未明确，或现代医学尚无特效药物的病例，更推荐优先使用中医药治疗，标本兼治。

　　对于感染相关症状的控制，现代医学主要通过抗生素抑制病原体来减轻免疫反应的相关症状，即病因治疗，并通过激素、非甾体类抗炎药、化痰药、解痉药等进行对症治疗。从机理上，中医药也可通过直接抑制炎性因子、调节器官功能等方式改善感染相关症状，即清热解毒、清热燥湿、燥湿化痰、止咳平喘等方法。因此，轻中度病原体感染可以单纯使用中医药治疗。

　　中医药多为复方制剂，多样多元的成分构成不易发生病原体耐药问题，可以减少抗生素耐药问题，并预留抗生素使用空间。其药物的血药浓度较低，不良反应少。中医药治疗能够加速病原体的免疫应答，延长感染获得的免疫记忆时间，有效避免短期内的重复感染，同时，症状缓解更快，感染相关症状遗留少，进一步转化为慢性炎症性疾病和自身免疫性疾病的概率相对更低。

二、中医药治疗发热探讨

发热是感染性疾病的常见症状，导致发热的原因多种多样，如感染、肿瘤、自身免疫性疾病、代谢性疾病等，也有一些不明原因的发热。在中医学中，多将发热一证分为外感发热和内伤发热，对其多以辨证施治，方法各异。中医药治疗发热并不像现代医学一样迅速，但其作用机制多元化，治疗后不易复发，且具有良好疗效，肝肾损害、休克等不良反应少。在此，结合现代医学知识，来探讨一下中医药治疗发热的部分内涵。

发热是怎样的一个过程？以感染性发热为例，在机体感染病原体后，人体的免疫系统开启免疫应答，免疫过程中产生的一部分炎性因子，如前列腺素、肿瘤坏死因子等，属于致热源，在血液中达到一定浓度后会对人体的体温中枢下丘脑产生刺激，下丘脑感受到致热源的刺激后，交感神经迅速兴奋，并收缩外周小血管，此时体表肌肤供血减少，因而表现为畏寒，甚至寒战。心脑大血管循环速度随之加快，心率升高，心搏力增加，代谢速度加快，而出现发热。

发热会改变机体的内环境，有利于抑制病原体的增殖，对于某些肿瘤类疾病，热疗法也会起到部分抑制增殖的作用，发热实际上是人体的一种自我保护机制。

但温度过高的发热会损害人体的组织和器官，如脑组织等，由发热引起的交感神经兴奋也会增加心脑血管疾病的风险和负担。发热可影响人体的呼吸、消化、循环等多个系统，不适感较为强烈，往往难以忍受，应在治疗病因的基础上使其快速缓解。

基于发热的整体过程，对于发热的治疗，现代医学主要有物理降温、非甾体类抗炎药、激素、中枢性退热剂等治疗方式。治疗后，多数患者会在汗出后体温下降，这也是机体自身调节的反应。当致热源或体温中枢被阻断后，下丘脑的体温调控减弱，交感神经活性降低，外周小血管恢复扩张，体表汗腺功能增强，通过体液蒸发带走热量，进而降低体温。

实际上，中医药的退热方法也与上述发热和退热的机理相符合。

例如，食用辣椒、葱、姜、胡椒能够刺激出汗，应用葱姜汤可以发汗退热，即通过辛辣刺激性食物刺激胃肠，兴奋交感神经，进而使体表汗腺功能增强，而降低体温。

麻黄可通过兴奋交感神经促进发汗以退热，但其退热功效也可能与抗炎等免疫调节作用有关。

柴胡、防风、羌活、黄芩等具有抗炎作用的药物，可以通过影响免疫系统，抑制炎性因子中的致热源而发挥退热功效。

葛根、桂枝、荆芥等可以通过扩张外周小血管，进而改善体表血供和汗腺功能退热。

栀子、玄参等可通过降低交感神经兴奋性和减慢代谢速率而降低体温。

因此，中医药的退热功效是多层次、多靶点的，在应用时也应根据患者的具体情况灵活辨证施用，不能一概而论。也有针刺、放血等方式可以用于退热，具体机理可参考前文中针刺的相关内容。

三、中医药治疗肿瘤的思考

肿瘤，21世纪人类所面临的重要健康问题。随着社会的进步，环境污染、食品安全、精神压力等因素席卷全球，肿瘤一跃进入人类致死疾病排行的前三名。肿瘤有良性和恶性之分，所谓良性，就是增殖速度慢，转移风险低，对组织器官影响较小的一类占位性病变；而恶性病变，则增殖速度快，转移风险高，易影响组织器官功能，进而影响生存质量和生命安全。无论良性还是恶性，肿瘤始终都是机体细胞异常分化增殖的占位性病理产物，其发生、发展多与免疫系统的功能障碍有关。

肿瘤的发生多从染色体和细胞的异常分化增殖开始，一部分与遗传相关，一部分与体外因素诱导有关，如污染、毒物、致癌物等。还有很大一部分原因与免疫系统相关：慢性炎症会导致细胞坏死、纤维化、萎缩、凋亡等病变，在新陈代谢的影响下，病变细胞可能发生异常分化和增殖，其诱导生成的新生细胞在继承了异常分化基因的基础上则会继续不断分化增殖，而形成异常占位性病变。早期体积较小的可以称为结节，随着疾病的发展，体积逐渐增大，便成为所谓的肿瘤。

另一方面，免疫系统具有监视细胞异常分化增殖的功能，对于异常分化和增殖的细胞，可以通过细胞免疫清除，如巨噬细胞吞噬，或释放肿瘤坏死因子等杀灭，抑或是通过自然杀伤细胞释放干扰素清除。而从异常分化增殖的细胞到肿瘤形成这一过程中，由于免疫系统的监视功能缺失，细胞免疫未能发挥监视和清除异常分化增殖细胞的作用，从而无法阻断肿瘤的产生。

现代医学对肿瘤的诊断和治疗已经达到了一定的高度。诊断上，以影像学诊断为基础，结合病理检测、免疫组化、基因检测等手段，肿瘤的检出率和诊断的准确率不断提高。相应地，肿瘤的治疗在现代科技的影响下也已经进入了精准治疗的阶段。外科手术治疗从传统方式到微创手术，甚至介入疗法，内科治疗从早期的放射性治疗、化学药物治疗，到目前的分子靶向治疗、生物制剂治疗，对早期、中期肿瘤患者多数已经能够取得良好疗效，对于晚期患者也能够延长生存时间。毫无疑问，肿瘤的诊断和治疗首先应选择现代医学的方式和方法。

但在肿瘤的现代医学治疗中，仍然存在一些问题，例如，复发率高，转移发生率高，生存质量下降，治疗中的不良反应较多，而选择中西医配合或结合的方式能够针对以上问题发挥更好的疗效。

笔者近年来应用中医药治疗各系统肿瘤术后患者多例，复发率和转移率均较低。晚期肿瘤患者，多在使用中医药治疗后生活质量明显改善。其中一部分晚期肿瘤患者在现代医学治疗的基础上配合中医药治疗，病情有部分逆转迹象。一部分晚期多发转移患者，经中医药治疗后病情进展缓慢，长期处于"带瘤生存"状态。

不过需要强调的是，中医药在完全消除肿瘤方面的疗效并不确切。

既然肿瘤的发生、发展与免疫系统有关，便可将之归于"正""邪"关系所主导的疾病范畴。在中医学中，肿瘤属于"症瘕积聚"一类，是内生"邪气"聚集至一定程度所致，是"病邪"的实体化，其治疗难度远超一般的内生"邪气"，为"邪气"至极化而形成。因"病邪"的性质不同，或坚、或散、或肿、或漫而表现各异。从病理上来看，就是指同一个部位的实体肿瘤可具有多种病理表现，如腺癌、鳞癌等。

因此，笔者认为，单纯使用中医药手段很难在短期内将实体肿瘤完全清除，但可通过中医药治疗延缓增殖，甚至缩小。其中一部分较为微小的病灶可能通过中医药治疗后缩小至影像学检测不到的程度。

另外，应用中医药配合现代医学方式治疗，可以降低肿瘤复发率和转移率。一方面，加强免疫系统的监视作用，强化细胞免疫，以清除异常分化增殖的细胞。大部分肿瘤患者在接受放射治疗、全身化疗后，机体的免疫细胞同样会受到不同程度的损伤，免疫力进一步下降，以至于免疫监测功能缺失，从而导致了肿瘤放化疗后的高复发率和转移率。因此，强化细胞免疫是中医药治疗肿瘤的重中之重。现代医学对肿瘤的治疗方法中，也有强化自然杀伤细胞的辅助疗法。中药如龙葵、女贞子、金银花、蒲公英、半枝莲等，均有强化细胞免疫的作用。另一方面，大部分肿瘤的发生和发展，均与炎症状态有关。在现代医学对肿瘤的治疗中，某些分子靶向药物和生物制剂所针对的肿瘤生长环节中的关键因子，也是某种炎性因子，受免疫系统的调控和诱导。因此，在针对肿瘤的中医药治疗中，可以根据不同的病理类型和辨证分型，采用相应的方法和药物，如清热燥湿法（如黄芩、黄连等）、燥湿化痰法（如陈皮、半夏等）等，来达到抑制炎性因子、改善炎症状态的作用，以抑制和延缓肿瘤的发展。从改善炎症状态和免疫功能异常方面着手，应用中医药治疗肿瘤，也是"治病求本"的一种体现。

同时，在现代医学治疗肿瘤的过程中，可能会出现诸多的不良反应和毒副作用，如恶心、呕吐、营养不良、便秘、腹泻、血细胞下降、肝肾功能损伤等，协同中医药也可以达到增效减毒的目的。

在肿瘤的治疗中，需要注意以下六个方面。

第一，占位体积较小、无恶性表现和风险的结节或肿瘤，可以定期影像学监测观察，在调整生活方式的同时，可以选择中医药治疗改善体质和不利因素，如炎症状态和免疫功能。采用预防为主、治疗为辅的间断性中医药调理方案即可。

第二，如肿瘤已具备外科手术指征，应优先选择手术切除，以达到无瘤状态，为后续治疗降低难度，提高完全治愈率，延长整体生存周期。

第三，手术前尽量完善相关检查，手术时保留病理切片，有条件尽可能完善基因检测、免疫组化等病理检测，以提高治疗的精确度。如后期肿瘤发生转移，不能再次手术治疗，根据转移瘤病理多与原发病灶相近的特点，原发病理检测结果可为后续治疗提供高精度的参考方案，为病情变化提前做好备案。

第四，在肿瘤的治疗中，建议中医药全程参与，中医药治疗越早介入效果越好。肿瘤的中医药治疗是一个漫长的过程，改变肿瘤的形成环境，重新建立具有良好免疫监视和清除异常分化细胞功能的免疫系统需要漫长的周期，一般需要3～5年时间。

第五，在早、中期肿瘤的治疗中，无论是否处于带瘤状态，均应慎用补品。食补、药补在营养自身正常组织的同时，也会促进肿瘤细胞的生长，而对于晚期肿瘤患者，由于营养不良状态和器官组织功能缺失，则可使用补益类药物，以改善机体状态和生存质量。

第六，活血类药物有可能增加转移风险，需慎用，尤其是具有扩张血管、改善微循环作用的药物。具有抗炎功效的化瘀类药物，如三棱、莪术等不在此列。

四、中医药治疗自身免疫相关性疾病

自身免疫相关性疾病是一类范围非常广泛的疾病，在本篇章中，可以理解为除感染和肿瘤以外，与免疫系统密切相关的其他炎症性疾病，包括典型的自身免疫性疾病（如系统性红斑狼疮、ANCA相关性小血管炎、类风湿性关节炎、干燥综合征等），也包括一些各系统中的常见免疫相关性疾病（如肾炎、肾病综合征、湿疹、银屑病、过敏性紫癜、支气管哮喘、炎症性肠病等）。

从现代医学角度来看，自身免疫相关性疾病的发病机制中包括了四种变态反应，也称超敏反应。Ⅰ型为速发型，Ⅱ型为细胞毒型/细胞溶解型，Ⅲ型为免疫复合物型，上述三种类型均为体液免疫所介导，而Ⅳ型为迟发型或细胞介导型，由细胞免疫所介导。无论属于哪种类型，其发病均与自身免疫系统中的免疫应答偏差有关，即免疫系统发生错误识别后，攻击自身的组织器官。

这种免疫应答的偏差并不是免疫力过强所导致，推测其成因，可能与机体的固有免疫力减弱、特异性免疫相对增强有关。当机体的固有免疫力下降时，由淋巴细胞主导的特异性免疫则会变得相对活跃。特异性免疫发挥正常免疫功能，需要固有免疫的信息呈递和引导。若固有免疫力下降，当机体受到多种因素的刺激，如感染、环境变化、情绪因素等，由于固有免疫力正常的引导过程缺失，特异性免疫则有可能出现自主性活动，而这类自主的特异性免疫活动并不具备完整的免疫程序和准确性，就可能出现免疫应答偏差，进而错误攻击正常组织器官。

在特异性免疫中，主导体液免疫的B淋巴细胞的正常生命周期为2周至3个月，而主导细胞免疫的T淋巴细胞的正常生命周期为6个月甚至数年。由于淋巴细胞具有记忆功能，老化的淋巴细胞可能通过多种方式将记忆信息传递给新生淋巴细胞，因此，就有可能导致这种错误的免疫应答偏差持续很长时间甚至终生。自身免疫相关性疾病的治疗难度大，病程长，难以完全治愈。当机体发生了免疫应答的偏差，即便机体自我能够快速修复，也需要数周至数月时间。而在此过程中，也可能由于疾病的快速发展和严重并发症的发生而威胁生命。

因此，在诊断成立后，首先需要对自身免疫相关性疾病病情的轻重缓急作出判断，以选择最为适合的治疗方法。现代医学对该类疾病的治疗方式主要以抗炎和免疫抑制为主，包括激素、非甾体类抗炎药、针对某些炎性因子的生物制剂、针对T淋巴细胞或B淋巴细胞的免疫抑制剂及生物制剂，也有人免疫球蛋白和血浆置换等免疫疗法。经过多年的实践和研究，现代医学对自身免疫相关性疾病的控制已经具备了良好的疗效。对于自身免疫相关性疾病，如处于急性期或活动期，具有一定风险，优先使用现代医学手段治疗毋庸置疑。但对于慢性期和缓解期的患者，长期使用激素、免疫抑制剂或生物制剂，所面临的毒副作用和高昂价格，可能会对患者的整体健康状况、心理甚至生活等多方面造成不利影响。

中医药对自身免疫相关性疾病的治疗具有如下突出特色。

第一，类似于现代医学治疗该类疾病的治疗方式，中医药中包含了诸多具有抗炎功效的药物，甚至部分中药同样具备免疫抑制作用，如大黄、苦参、苏木等，其毒副作用和不良反应发生率远低于激素和免疫抑制剂。在治疗自身免疫相关性疾病的过程中，可以替代某些具有抗炎和免疫抑制功效的药物，或减少其使用剂量。

第二，从固有免疫力下降、特异性免疫相对活跃的角度来看，中医药可以有效增强固有免疫力，修复机体免疫平衡，"治病求本"。多种中药均具有增强免疫力的作用，如补益类、清热类药物等。从这一角度来说，修复免疫平衡应该是自身免疫相关疾病的根本治疗目标。

第三，在应用中医药增强机体固有免疫力的同时，也可能会促进淋巴细胞增殖，促进抗体分泌，在短期内增强特异性免疫力。但从长疗程角度来看，这种对淋巴细胞增殖和抗体分泌的促进作用并不具备特异性，反而有利于免疫应答偏差的削弱。

假设当前自身免疫相关性疾病是由异化B淋巴细胞诱导的免疫球蛋白G（IgG）产生的某种抗体所导致，当应用中药后，异化B淋巴细胞增殖被促进，除IgG外的多种免疫球蛋白（如IgE、IgA、IgM等）也会分泌增多，相应地，IgG的比例则会降低。对应而言，IgG中也有多种亚型和种类，中药会促进抗体的多元分化，致病IgG抗体的比例在总IgG中也会不断降低。而异化B淋巴细胞的增殖分化次数是相对恒定的，虽然在短期内其产生的致病IgG抗体总量增加，但从长远角度来看，致病IgG的抗体比例却不断下降。致病IgG抗体的受体也会被其他IgG抗体竞争性结合，逐渐削弱致病IgG的效应，病情则会逐渐缓解。

此外，在感染诱导的自身免疫相关疾病中，中医药独具优势，如乙型肝炎病毒相关性肾炎等。某些病原体在机体感染后短期内难以完全被清除，而与机体形成免疫抗衡，与其相关的免疫应答偏差会持续存在，造成自身免疫相关疾病与感染病原体长期共存，进而演变为一种恶性循环。而此时应用具有免疫抑制作用的激素和免疫抑制剂后，会导致病原体与机体免疫平衡失控，病原体分化增殖加剧：一方面会因感染病原体导致相应组织器官损伤；另一方面，虽然自身免疫相关疾病短期内得到控制，但因为病原体的分化增殖，后续诱导的免疫应答偏差会不断加重，造成病情的反复和加剧。

此时，可以在使用抗感染药物的同时选择中医药治疗：一方面能够增强机体对感染病原体的抵抗力，加速病原体的清除；另一方面，可通过上述中医药的免疫调节优势治疗自身免疫相关性疾病，"治病求本"，也避免了免疫抑制治疗影响感染控制的治疗难点。

基于以上论述，对于自身免疫相关性疾病更为推荐中、西医配合的治疗方式。对于急性期或活动期，具有一定风险的情况，应当首先采用现代医学的方式控制病情，后续协同中医药治疗。而对于慢性期和缓解期的患者，更为推荐以中医药手段为主治疗。

从调节免疫平衡——"治病求本"的角度来说，中医药治疗也是自身免疫相关疾病患者在漫长痛苦病程中的一线希望。笔者在多年的临床实践中，采用中西医结合疗法控制了多例自身免疫性疾病，如系统性红斑狼疮、ANCA相关性小血管炎等，也在以中医药为主治疗肾脏病、皮肤病中的多种自身免疫相关性疾病方面取得良好疗效。在此，将部分中医药治疗案例简要列举如下。

病例1 某女，32岁，主因"头痛、蛋白尿2周"于2022年7月28日来诊。2周前无明显诱因出现头痛，自测血压160/120mmHg，就诊于外地某医院。查尿液分析：尿蛋白+++，红细胞9.73/HPF；生化：白蛋白35.5g/L，尿素2.6mmol/L，血肌酐54.8μmol/L，总胆固醇7.06mmol/L。给予厄贝沙坦口服治疗后，自诉头痛缓解，血压下降至正常范围。刻下症见：乏力，双下肢轻度水肿，尿中泡沫，纳、眠可，二便可。舌淡苔白腻，脉弦。既往体健。查体：双下肢轻度指凹性水肿。辅助检查：2022年7月28日 24小时尿蛋白定量13.572g。

中医诊断：尿浊，气虚湿热；西医诊断：（1）肾炎综合征，（2）高血压病3级。

建议患者于上级医院行肾穿刺活检以及口服激素治疗，患者拒绝。嘱低盐低脂优质低蛋白饮食。西医方面，予厄贝沙坦300mg/d、阿托伐他汀20mg/d口服。中医方面，以益气清热祛湿为法。处方如下：黄芪、黄柏、瞿麦、五味子、石韦等，浓煎，日1剂，早晚分服。

2022年9月23日复查：24小时尿蛋白定量1.04g，白蛋白41.1g/L，尿素5.7mmol/L，血肌酐80μmol/L，总胆固醇4.3mmol/L，尿蛋白++，尿红细胞43/μL。

调整西药方案为厄贝沙坦150mg/d、阿托伐他汀10mg/d，继予上述中药汤剂口服，并嘱患者严格控制蛋白总量摄入。

2022年12月2日复查：24小时尿蛋白定量0.666g，白蛋白38.8g/L，尿素3.3mmol/L，血肌酐69.3μmol/L，总胆固醇5.0mmol/L。

2023年3月复查24小时尿蛋白定量0.23g，肾功、血脂等指标在正常范围内，疗效理想。

病例2 某男，32岁，主因"全身广泛皮肤斑块伴痒感8天"于2016年10月26日来诊。2016年10月19日进食海鲜后出现全身广泛斑丘疹，继而融合成片，皮损呈斑块，伴渗出，痒感明显，影响正常生活，其后就诊于北京某医院皮肤科，诊断为湿疹，建议口服激素并外用他克莫司乳膏治疗，患者因畏惧药物副作用拒绝使用。刻下症见：全身广泛皮肤斑块，融合成片，边界不清，伴渗出，部分结痂，耳后、腹部及四肢较重，伴明显痒感，遇热加重，皮损处可见明显抓痕，四肢皮损处红肿，皮温较高，纳可，眠差，二便调。舌红苔黄腻，脉滑。既往体健。

中医诊断：湿疮，湿热内蕴；西医诊断：急性泛发性湿疹。

中药处方以清热祛湿为法。处方如下：连翘30g、夏枯草10g、黄柏15g、穿山龙30g、防风15g、仙鹤草30g、柴胡15g。水煎服，日1剂，早晚分服。

2016年11月25日颜面及腹部皮损消退，双上肢无红肿，结痂部分脱落，双下肢轻度红肿，部分轻度渗出，结痂部分脱落，四肢痒感仍明显，遇热加重，夜间心烦、眠差，纳可，二便调。舌红苔白腻，脉滑。

在上方基础上加金钱草30g清热利湿，郁金15g、首乌藤15g安神。

2016年12月21日颜面及腹部皮损消退，双上肢皮损消退、散在色素沉着，双下肢散在皮损及色素沉着，无红肿及渗出，痒感减轻，纳、眠可，二便调。舌淡红苔白微腻，脉滑。

上方去首乌藤，加生龙骨30g潜阳安神。

2017年1月6日颜面、腹部、四肢皮损均消退，仅四肢遗留散在色素沉着（见附录图1），无渗出，无明显痒感，纳、眠可，二便调。舌淡红苔白微腻，脉滑。目前患者病情明显好转，继服上方，巩固疗效。随访多年，病情未再反复。

此外，笔者2022年在对口帮扶内蒙古自治区通辽市库伦旗蒙医医院期间，参考蒙医学中森登四味汤结合中药清热燥湿方剂治疗反复发作银屑病病例1例，取得良好疗效。患者为青年男性，因躯干部红色斑块、覆有鳞屑，伴痒感来诊，就诊时患者已反复应用现代医学局部治疗及传统系统治疗近1年，病情仍未控制，皮损反复发作。结合患者舌脉表现，辨证为湿热内蕴，给予森登四味汤加减。药用：文冠木30g、栀子15g、黄芩30g、黄柏15g、连翘30g、白蒺藜15g等，水煎服，日1剂，早晚分服。汤剂口服近3月，皮损明显好转（见附录图2），疗效理想。

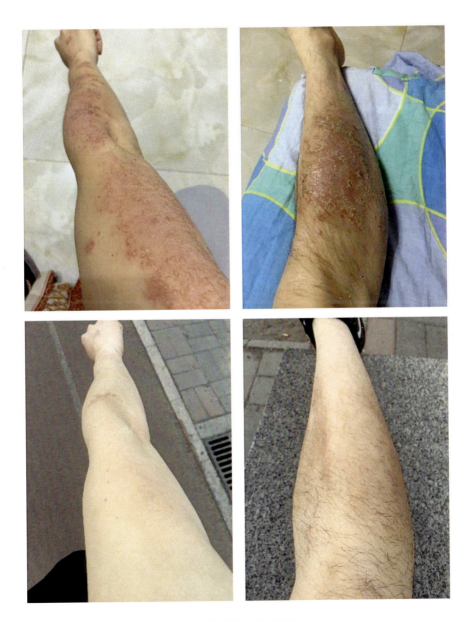

图1　湿疹治疗前后对比

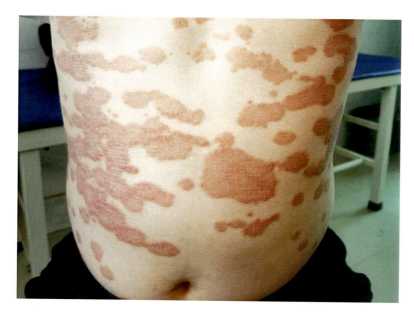

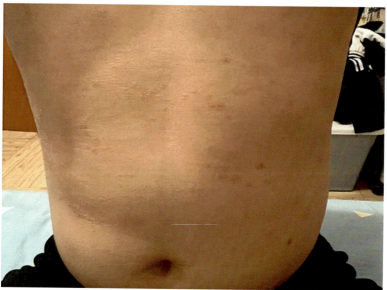

图2　银屑病治疗前后对比